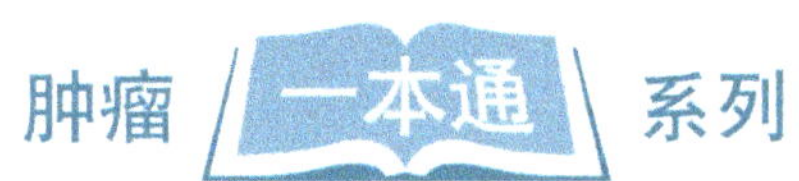

肿瘤 一本通 系列

总主编　臧远胜

肿瘤化疗

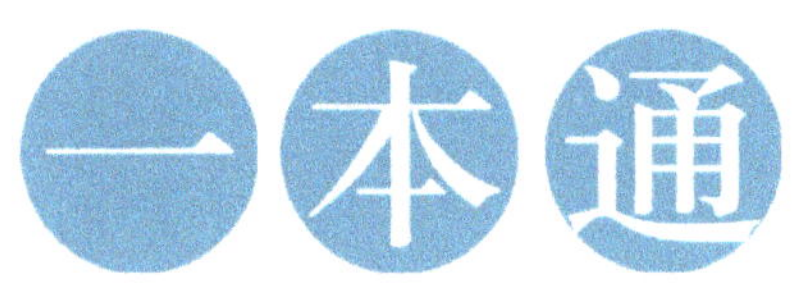

一本通

主编

周文丽　臧远胜

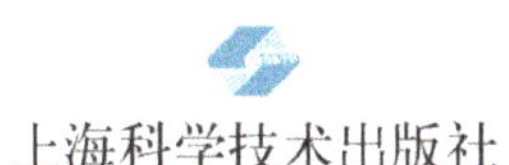

上海科学技术出版社

图书在版编目(CIP)数据

肿瘤化疗一本通/周文丽，臧远胜主编. —上海：
上海科学技术出版社，2018.1
（肿瘤一本通系列/臧远胜总主编）
ISBN 978-7-5478-3729-0

Ⅰ.①肿…　Ⅱ.①周…　②臧…　Ⅲ.①肿瘤—药物疗
法　Ⅳ.①R730.53

中国版本图书馆CIP数据核字 (2017) 第254222号

肿瘤化疗一本通

主编　周文丽　臧远胜

上海世纪出版（集团）有限公司
上海科学技术出版社　出版、发行
（上海钦州南路71号　邮政编码200235　www. sstp. cn）

印张 9.5
字数 160千字
2018年1月第1版　2018年1月第1次印刷
ISBN 978-7-5478-3729-0 / R · 1465
定价：32.00元

内容提要

目前我国肿瘤的患病人群越来越大，几乎每分钟就有7人被确诊为恶性肿瘤。而化疗作为肿瘤治疗三大传统手段之一，发挥着无可替代的重要作用。

本书作为"肿瘤一本通系列"图书之一，由上海长征医院肿瘤科臧远胜主任组织编写。本书从患者的实际需求出发，通俗易懂地介绍了肿瘤和化疗的基本概念、化疗前准备、化疗流程和注意事项，并着重阐述常见肿瘤的化疗原则和方法、如何应对化疗中出现的各种问题及化疗后出现的并发症和不良反应等，同时针对化疗患者日常生活中的衣、食、住、行等问题进行介绍。本书对提高患者及其家属对化疗的认识和应对能力具有重要的指导作用。

作者名单

总主编

臧远胜

主　编

周文丽　臧远胜

编　委

（以姓氏笔画为序）

马俐君	王　湛	王　燕	王妙苗	王雅杰	叶晨阳
朱振新	华莹奇	孙　莉	李恒宇	吴凤英	闵大六
张颖一	邵成浩	郑磊贞	赵爱光	柳　珂	秦文星
秦保东	原凌燕	钱建新	郭元彪	唐　曦	崔越宏
韩　坤	焦晓栋	湛先保	蔡　迅	颜荣林	瞿东霞

前　言

在我国，每分钟就有7人被确诊为恶性肿瘤，其危害不言而喻！避免和减轻肿瘤的危害是医者和患者的共同心愿。然而，在现实情况下，医者的努力与患者的追求之间存在一条天然的"鸿沟"。

在肿瘤防治领域，重治疗而轻预防的状况仍不容忽视。临床医生的主要工作和绝大多数精力都用在已罹患肿瘤患者的诊断和治疗上，重"主要治疗"而轻"次要治疗"，对手术、化疗的重视程度远高于化疗不良反应的预防控制和肿瘤患者的营养支持等。而患者的诉求与医者的追求也不完全一致，患者更希望了解的是正常人如何预防肿瘤、如何排查肿瘤、化疗过程中自己应该如何配合和观察不良反应、罹患肿瘤后如何改善营养……

只有将医者的努力与患者的追求完美结合起来，才是更有温度的医学关怀！无奈临床工作纷繁复杂，临床医生时间有限，无法在日常工作中向患者和家属一一解释上述问题，这让我们萌生了通过编写"肿瘤一本通系列"图书来弥补这一缺憾的想法。历经2年多的筹备、查阅资料、撰稿和修订，这套丛书终于问世了！

本丛书分别从肿瘤预防、肿瘤排查、肿瘤化疗和肿瘤营养四个方面，从老百姓的实际需要出发，用医生的视角，结合专业的知识和权威的数据，通俗易懂地阐述如何预防肿瘤、肿瘤高危人群如何排查肿瘤、罹患肿瘤的患者如何应对化疗的不良反应、如何做好化疗期间的营养支持等内容。

希望本丛书能够提高公众肿瘤预防、排查、治疗的意识和能力，降低肿瘤对个人、家庭和社会所带来的危害！

臧远胜

2017年10月

目　录

化疗用药，你的疑问有答案了吗

39

应对化疗不良反应，你知道多少

73

肿瘤康复保健，你该怎么做

化疗，你准备好了吗

"医生，我一定要化疗吗？"

"医生，我的身体吃得消化疗吗？"

"医生，我对化疗很恐惧怎么办？"

面对化疗，很多患者及家属的内心是崩溃且抗拒的，但作为已证实能给肿瘤患者带来希望的治疗方案，我们有何理由拒绝呢？如果您对化疗还不太清楚，没关系，这本书将带您走近化疗，并为之做好全方位的准备！

1. 什么是肿瘤

早在距今 3 500 多年的殷周时代，古人就对肿瘤有所认识。殷墟出土的甲骨文上就有"瘤"的出现。该字由"疒"及"留"组成，即所谓"留聚不去"，说明当时对该病已有了初步的认识。这也是迄今最早记载肿瘤的中医文献。随着现代医学的发展，人们对肿瘤有了更为深入的了解和认识。

长了瘤子是不是就是得了癌症？什么是肿瘤？肿瘤和癌症到底有些什么区别？一般来说，肿瘤分良性和恶性两种。在老百姓日常的工作和生活中更多时候把恶性肿瘤称为癌症。实际上，上皮性恶性肿瘤才称为"癌"，占恶性肿瘤的90%以上，还有一小部分恶性肿瘤是肉瘤等。恶性肿瘤是一种细胞的异常增生，癌细胞不同于正常细胞，其特点突出表现在两个方面：一是不受控制地生长增殖，二是侵袭转移。简而言之，"肿瘤"是异常的新生物，绝大部分恶性肿瘤称为"癌"。

2. 肿瘤是如何产生的

肿瘤的病因非常复杂，传统中医认为肿瘤是气血瘀滞的结果，而传统西医认为肿瘤是胆汁质凝聚的结果，现代医学认为肿瘤是局部细胞恶变。发展至今，比较一致的认识是肿瘤由局部细胞过度增殖、染色体异常、基因突变、细胞功能紊乱、免疫功能缺失所致。

肿瘤细胞其实来自人体内的正常细胞，当其不受控制地生长或者不会死亡时就成了肿瘤细胞，这些不受控制、疯狂生长的细胞所形成的团块即所谓的肿瘤。

那么到底发生了什么，使这些本来正常的细胞变得不受控制、疯狂生长？现代医学认为，肿瘤是内因起始加外因促进而产生的结果。举个例子，比如某人家族中肠癌高发，天生就遗传有某种突变基因，使其较其他人更容易罹患肠癌，但是在平时生活中，他如果没有引起足够的重视，经常吸烟、吃高脂饮食，不喜欢吃蔬菜和水果等富含粗纤维的食物，那么若干年后他若罹患肠癌似乎也就可以解释了。

在肿瘤的发生中，除了局部细胞恶变形成肿块，血管的新生也具有重要作用。肿瘤细胞可以产生血管生成因子，如括血管内皮细胞生长因子

(VEGF) 等，这些细胞因子都能促进肿瘤新血管的形成，使肿瘤有了血液供应，也就得到了赖以生存的营养成分。

3. 恶性肿瘤和良性肿瘤有什么区别

肿瘤包括良性肿瘤和恶性肿瘤，恶性肿瘤一般就是我们常说的"癌症"。良性肿瘤从字面上就可以知道它是一种良性的疾病。良性的当然就是比较好的，它的生长速度通常比较缓慢，在其生长部位的局部向外呈膨胀性地生长，周围有包膜，通常不会侵蚀和破坏邻近的组织器官，也不会向远处发生扩散转移。肿块用手触摸可动，质地相对较软，与正常组织界线清楚。因此，它的危害相对来说比较小，不带来严重后果。但要注意的是，良性肿瘤尽管本身是良性的，但它如果长得很大，可能会压迫邻近的组织器官从而影响这个被压迫的组织器官，也可能带来不好的后果。特别是如果它长在身体的要害部位，比如肠、脑部，就可能导致严重的后果，甚至危及生命。另外还有一点也要注意，良性肿瘤如果治疗不及时，很有可能会演变为恶性肿瘤，因此也不能掉以轻心。

恶性肿瘤，它的生长速度通常比较快，与周围组织无明显界线，质地较硬，无包膜，除体积较大外，常向周围蔓延、扩散，有强大的破坏性和杀伤力。晚期常固定于某一器官组织上，出现坏死、溃疡及出血，并难以止血及愈合，手术不易切除，术后容易复发。而且某些癌细胞早期就可沿血管、淋巴管转移到其他部位。

当然，并不是所有的恶性肿瘤其名称后面都带有"癌"或"肉瘤"字样，比如淋巴瘤，并不是良性的，又比如白血病，尽管没有"癌"字，可它们都是真真正正的恶性肿瘤，也可以通俗地叫作"血癌"。疾病的命名问题，涉及很多方面，对普通民众来说不必细究。在具体细节上，建议大家不要只从字面上进行理解，遇到此类问题一定要咨询肿瘤专科医生，千万不要想当然地"望文生义"，错判病情而延误治疗。

值得指出的是，肿瘤良恶性的最终确诊依靠病理检查。随着显微镜的发明，人们发现表面上看起来类似的肿块，在显微镜下面却各不相同。有的有包膜，有的没有包膜；有的细胞大小、形态都差不多，有的细胞大小、形态差别很大；有的细胞核大，有的细胞核小；有的处于繁殖期的细胞多，有的处于繁殖期的细胞少；有的对周围组织有破坏，有的对周围组织只有物理压迫。到了这个阶段，人们对肿瘤的认识便进入组织细胞水平，细胞均质的、有包膜的、不破坏周围组织的，是良性的；与之相反的，就是恶性的。恶性的肿瘤中上皮来源的被称为癌，间皮来源的被称为肉瘤。在器官部位命名的基础上再细分组织类型及细胞类型，比如腺癌、鳞癌、印戒细胞癌，以及肿瘤有无淋巴结转移等。从组织细胞水平对肿瘤的认识被称为肿瘤的病理诊断，也是目前肿瘤诊断的"金标准"。肿瘤分期、分型，以及目前相应的主要治疗手段，包括手术的范围和术式、化疗药物的选择等，都是以肿瘤的病理诊断作为依据的。

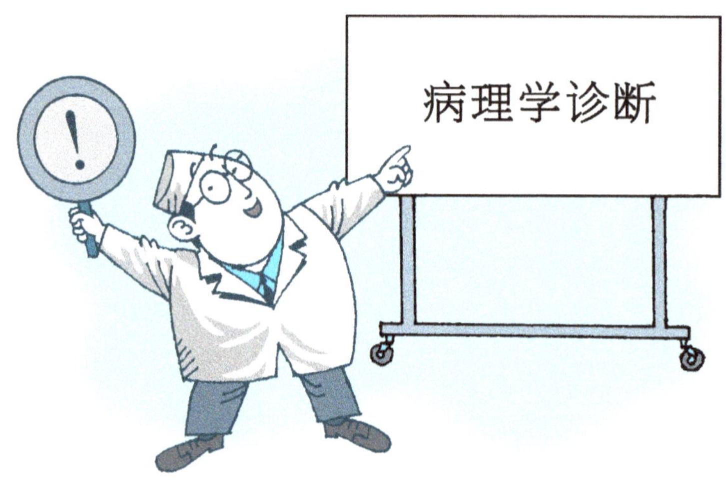

·病理学诊断是目前肿瘤诊断的金标准·

4. 人们为什么会谈癌色变

的确，部分癌症患者生存期很短，尤其很多患者来就诊时就已是晚期，很快就要面对死亡。此外，肿瘤治疗花费巨大。因此谈到癌，人们大脑中的第一反应往往是黑色的、绝望的。癌症确实有很多的可怕之处。

目前，癌症已经成为威胁我国居民生命健康的主要杀手。最新数据显示2012年新发癌症病例358.6万人，因癌症死亡人数为218.7万；我国居民每死亡5人中，即有1人死于癌症；在全国不少大城市，恶性肿瘤已经超越心脑血管疾病，成为第一死亡原因。其中，肺癌、肝癌、胃癌、食管癌、结直肠癌、乳腺癌、宫颈癌及鼻咽癌合计占癌症死因的80%以上。全国恶性肿瘤死亡人数第一位的是肺癌，平均每年死亡病例约56.9万，其次为肝癌、胃癌、食管癌和结直肠癌。导致男性死亡人数第一位的恶性肿瘤是肺癌，平均每年死亡病例约38.7万，其次为肝癌、胃癌、食管癌和结直肠癌；女性死亡人数第一位的恶性肿瘤为肺癌，平均每年死亡病例约18.3万，其次为胃癌、肝癌、结直肠癌和食管癌。

与癌症发病情况的肆虐相比，早期治疗的患者却不到10%，越晚治疗，往往意味着更为高昂的治疗费用、更加痛苦的治疗过程及难以满意的治疗效果。更可怕的是癌症发病年龄提前了15～20年，35～55岁发病群体比例趋于上升，肺癌原来是40岁以上人的"专利"，现在25岁人群中就出现了，乳腺癌提前到20岁。

据卫生部《全国第三次死因回顾抽样调查报告》显示：与环境、生活方式有关的肺癌、肝癌、结直肠癌、乳腺癌等癌症死亡率及其死亡构成呈明显上升趋势，其中肺癌和乳腺癌上升幅度最大，过去30年分别上升了465%和96%；另外，受现代生活方式影响，原来"排不上号"的宫颈癌，发病率在近四五年中也出现较明显的上升，已挤进前12位。

但可怕并不代表一定会发生，面对癌症这个"恶魔"，我们可以做些什么？《孙子兵法》讲"知己知彼，百战不殆"，当我们对癌症逐渐有了清晰的认识，癌症也就变得不那么可怕了。希望随着医学的发展和肿瘤研究的深入，我们终将攻克这一难题。其实癌症并不等于死亡，很多肿瘤虽然冠上了恶性肿瘤的名称，但经过早诊早治，很多患者预后较好、生存期较长，比如乳腺癌、前列腺癌等。此外，面对肿瘤我们有很多武器可供使用，如手术、化疗、靶向治疗、放疗、介入治疗、免疫治疗、中医中药等，即使终末期的肿瘤我们也有相应的对症支持来提高患者的生活质量。因此，与其"恐癌"，远不如"控癌"，做到癌症早发现、早诊断、早治疗，远离癌症，战胜癌症，告别"谈癌色变"的旧时代。

5. 大家脑海中的化疗是什么样的

日常生活中听到亲戚朋友罹患肿瘤后常常不禁后背一凉，临床上也经常碰到一些初诊癌症患者和家属瞬间觉得世界崩塌，因为很多人谈到癌，大脑中的第一反应往往是黑色的、绝望的。肿瘤，死亡，经常在影视剧或者小说中适时地出来煽情，而最常见的场景就是化疗后患者呕吐不止、大把的头发脱落……在很多老百姓眼中，化疗是"很不舒服"的，会引起诸如恶心、呕吐、骨髓抑制、肝肾功能损伤、脱发等不良反应，导致人们"谈化疗色变"，因此也常常使得患者对化疗"敬而远之"，甚至耽误了治疗。

其实这种观念是明显滞后的。医学的发展使肿瘤治疗有了极大的突破，新型化疗药物在改善疗效的同时，降低不良反应方面也有了明显的改观。化疗已不再如传统印象中痛苦不堪。此外，治疗理念的进步，如立足于患者全面评估的基础上进行化疗方案的选择、对不良反应进行预判及预防处理、对患者进行心理疏导及护理，可使患者相对舒适、放松地完成化疗。在本书的相关章节中，我们会与您一起分享如何制订个体化的化疗方案、如何预防及处理不良反应、医生不在身边的时候如何照顾自己，从而实现治疗的最大化获益，不再对化疗充满恐惧。

6. 何谓化疗

化疗是化学药物治疗的简称，通过使用化学治疗药物杀灭癌细胞，达到治疗目的。这样的概念，可能无法让大家对化疗有更感性的认识和理解。或许可以这样比喻，肿瘤像庄稼地里长满的杂草，当草很少时不至于影响庄稼的生长，但如果杂草丛生就需要采取措施了，化疗药就好比除草剂，可以彻底杀死或者在一定程度上抑制杂草的生长。

在肿瘤学中，除了少部分药物是"驯化肿瘤"的诱导分化剂外，其他药物大部分是细胞毒药物。许多化疗药物来源于自然，有些为人工合成。目前已有超过50种化疗药物，如常用的氟尿嘧啶、顺铂、紫杉醇、伊立替康等。这些药物除了能治疗肿瘤的共性外，还自己的"个性特点"，而临床医生正是这些药物工具的驾驭者，能根据患者的情况选择不同的药物、不同的组合方案，做到量体裁衣，既达到杀伤肿瘤的目的又尽量降低毒副作用。

近些年来，分子靶向治疗快速发展，部分药物常与化疗联用，也有人把分子靶向治疗划分到广义化疗的范畴中。但分子靶向治疗与50多年来广泛使用的传统细胞毒药物有很大差异，它们往往是特异性地作用于肿瘤增殖、扩散转移的相关基因或蛋白质的一些分子药物，比如治疗肺癌的小分子酪氨酸激酶抑制剂（TKI），治疗头颈肿瘤、肠癌的抗表皮生长因子受体（EGFR）的西

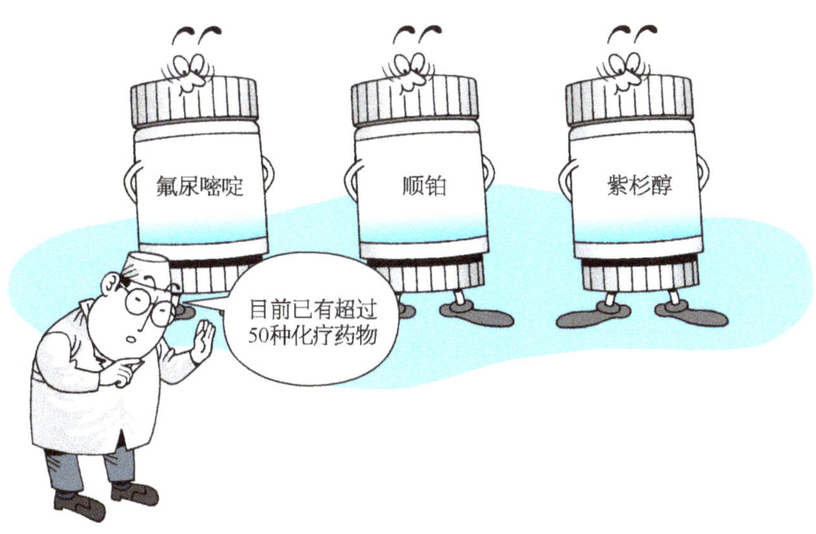

·化疗即化学药物治疗·

妥昔单抗，治疗白血病、胃肠间质瘤的甲磺酸伊马替尼片等。

7. 得了恶性肿瘤就一定要化疗吗

常遇到确诊恶性肿瘤的患者问："医生，我一定要化疗吗？"的确，恶性肿瘤的治疗方案有很多，八仙过海，各显神通，一定要化疗吗？

其实这个问题不能一概而论，不同类型、不同分期的肿瘤治疗方法有别，但总体而言如果是早期、无转移，手术切除即可，除非有远处转移或者无法将肿瘤完全切除，需要辅助化疗或者放疗，对此手术医生有术后治疗的建议。此外，恶性肿瘤容易复发，对术后评估有高危风险因素的患者需要适当化疗。对于来就诊时分期相对比较晚、没有手术机会，或者术后出现了复发转移，以及经过其他治疗方案疾病控制不佳的患者，化疗是延长生命及改善生活质量的重要手段，常会考虑根据具体情况对这些患者进行化疗。

因此可以说，不是得了肿瘤就一定要化疗，但在肿瘤患者的全程治疗及管理中，绝大部分患者都可能会用到化疗这个武器。

8. 化疗在恶性肿瘤治疗中处于什么地位

目前用于恶性肿瘤治疗的主要手段有手术、放疗、化疗和生物治疗，其他有效手段还包括内分泌治疗、中医中药治疗、热疗和射频消融治疗等。

手术治疗是许多早、中期实体肿瘤最主要的有效治疗方法，约60%的实体瘤以手术作为主要治疗手段。对已有扩散的肿瘤，手术治疗亦可作为姑息治疗手段。放射治疗适应证宽、疗效较好，毋庸置疑，在肿瘤的治疗中有重要地位。此外，对治疗肿瘤急症如上腔静脉综合征、椎管内压迫、肿瘤直接侵犯或骨转移引起的剧烈疼痛等，放疗是疗效较好的治疗方法之一。作为三大治疗手段的成员，手术与放疗是控制局部肿瘤的有效、重要手段，但相对而言是全身性疾病的部分恶性肿瘤，如骨肉瘤等，除早期的局部治疗外，大多数需要与化疗结合进行综合治疗。近些年生物免疫虽然正在逐步走向成熟，但目前尚不能撼动手术、化疗、放疗的地位。基因治疗作为常规治疗方法目前还有一定距离，主要的问题是基因导入的可控性及有效性，以及如何进行准确的疗效评价等都是制约其临床应用的瓶颈问题。

随着对肿瘤本质认识的不断深入，又由于肿瘤局部治疗的局限性，肿瘤治疗的观念发生了明显的转向，在肿瘤的综合治疗中化疗具有重要地位。除单用化疗即可以治愈的肿瘤，在中期恶性肿瘤的术前化疗、术中化疗、术后辅助化疗，复发转移癌的姑息化疗中都可以看到化疗的身影，化疗也在临床实践中显示出良好的疗效。此外，对大多数恶性肿瘤而言，一开始就应看作是全身性疾病，如小细胞肺癌、绒毛膜上皮细胞癌、骨肉瘤等，大多数需要进行化疗。

由此可见，肿瘤治疗有多种武器，每种武器都有独家必杀绝技，但亦存在各自的不足之处，在肿瘤治疗过程中常需要多学科综合治疗方案。化疗作为肿瘤治疗的三大基石之一，在延长患者的生存期及提高患者的生存质量上发挥着重要作用。

9. 化疗就是对肿瘤细胞赶尽杀绝吗

化疗是利用不同细胞对化疗药物敏感性的不同进行的。增殖旺盛、幼稚的细胞对化疗敏感性较高，癌细胞是增殖旺盛的细胞，而且含有很多幼稚细胞，化疗药物大部分是细胞毒药物，可杀伤肿瘤细胞，可以说化疗药物的主要作用是尽可能地抑制肿瘤细胞的生长甚至将其杀伤。

在肿瘤化疗中有一种治疗方案称为诱导化疗，是通过诱导将肿瘤细胞分化为正常或接近正常的细胞，以降低肿瘤恶性程度甚至治愈肿瘤，既往成功用于治疗血液肿瘤的分化诱导策略，也有望成为实体肿瘤治疗的新途径，尤其是分化程度较低、进展快速的肿瘤。打个简单的比方，肿瘤细胞就像危害社会的犯罪分子，我们常见的细胞毒药物化疗是希望消灭或者减少肿瘤细胞，而诱导分化治疗是对这群人进行训导，使其逐渐变成守法公民。从这个意义上说，化疗不仅仅是对肿瘤细胞赶尽杀绝，还可以是改良驯化、降低危害。

此外，化疗也不是一味地"消灭"肿瘤，其实在正常人体内亦存在异常的或者可以说是具有肿瘤特性的细胞，但绝大多数人并没有患肿瘤；还有一些人肿瘤在体内很多年，但并不是因为肿瘤去世。换句话说，化疗使患者获益最大化是我们的最终目标，倘若通过治疗可以实现长期带瘤生存而不影响生活，亦实现了抗肿瘤治疗的目的。

10. 哪些恶性肿瘤可以主要通过化疗治愈

化疗可以减轻痛苦，延长生命，但绝大多数癌症晚期患者通过化疗治愈的可能性较小，因此化疗似乎对医生和患者而言都不是受欢迎的选择。但在一些对化疗比较敏感的特殊的癌种中，单用化疗即可以治愈，如小儿急性淋巴细胞白血病、绒毛膜癌、精原细胞瘤、恶性淋巴瘤等。许多恶性肿瘤如小细胞肺癌、骨肉瘤、乳腺癌、卵巢癌等，几乎必须有化疗参与才能治愈。

对以上肿瘤，临床上大部分患者通过化疗或者化疗为主的治疗方案得到了治愈。这对于很多该类型的癌症患者来说是个非常鼓舞人心的消息，但需要说明的是，并不是说化疗能够治疗上述癌症的所有患者。因为癌症是分期的，也有年龄的区别。一般来讲，年龄越大，治愈率往往越低。比较典型的就是急性白血病，如急性淋巴细胞白血病，儿童的5年存活率可达80%，但是60岁以下的成人则为30%，超过60岁的人则不到一成。我们知道大约90%的绒毛膜癌都可以通过化疗治愈，但如果分期较晚，出现了远处多发转移，往往通过单纯的化疗难以控制疾病的发展。

11. 化疗的主要目的是什么

我们前面知道了什么是化疗，即利用化学药物杀死肿瘤细胞、抑制肿瘤细胞的生长繁殖并促进肿瘤细胞分化的一种治疗方式。肿瘤细胞比起身体其他细胞对化疗药物更加敏感，一些肿瘤细胞在化疗药物的作用下会被杀死。因此，我们也就不难理解化疗的目的。简单来说化疗的目的主要分为三类：第一类是治愈肿瘤，即医生及患者都最希望的肿瘤消失；第二类是控制肿瘤，即抑制肿瘤细胞的生长和扩散；第三类是对于一些中晚期肿瘤，通过化疗来缓解症状，提高患者的生活质量。

化疗是否能根治肿瘤要看肿瘤本身的化疗敏感度及分期的早晚。比如霍奇金淋巴瘤，对化疗比较敏感，通过化疗手段是能够治愈的。对化疗相对敏感的肿瘤中，乳腺癌也是较为典型的，化疗应用于早期乳腺癌能够提高治愈率、减少复发。

对于肿瘤晚期，化疗也能控制疾病的进展或缓解症状，比如肠癌、食管癌出现消化道梗阻，使用化疗或者化疗联合其他治疗手段可使肿瘤缩小，部分患者可实现梗阻再通。

经常会有患者问到这些问题："医生，我还能活多久？""如果化疗呢？"因为患者间个体差异比较大，故而医生对此不能给出非常肯定和绝对的答案。但可以肯定的是，对化疗敏感的绝大部分晚期肿瘤而言，如果听之任之而不采取治疗措施，或者是丧失化疗的最佳时机，生存时间及生活质量均会受到不同程度的影响。

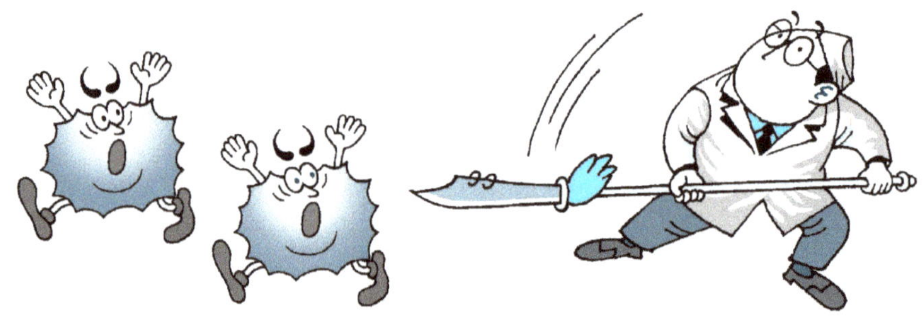

·化疗的目的是杀死或抑制肿瘤细胞·

12. 什么是新辅助化疗

张大爷是一名肺癌患者，发现时同侧纵隔淋巴结有转移，分期为Ⅲb期，相对偏晚，没有手术机会，通过穿刺明确病理为肺腺癌，与患者及家属沟通后予培美曲塞联合卡铂方案化疗2个周期后肿块明显缩小，在胸外科进行了手术，术后完成辅助化疗，该患者定期随访观察至今未见复发转移。从上述理论分析及简单的病例分享，可以看出一个简单的道理：得了肿瘤如果暂时没有手术机会，不要急着去手术，经过化疗、放疗或者化放联合，患者如果反应良好，仍有手术的可能。

新辅助化疗又称术前化疗，是指在手术前给予全身的化疗药物治疗，它并不是一种新的治疗方法，而是因全程治疗中化疗的时间点不同而出现的一个概念。

对于绝大部分早期肿瘤患者通常可以通过局部治疗方案治愈，最常见的就是手术，因此很多早期肿瘤并不需要做新辅助化疗。我们知道化疗的目的是使肿块缩小、杀灭看不见的转移细胞，因此新辅助化疗主要是针对就诊时无法完全手术切除的患者，常见的是肿块较大、浸润深度较深、周围组织有侵犯，或者局部淋巴结有转移等。

新辅助肿瘤化疗的目的是使肿瘤缩小或减少淋巴结转移，从而缩小切除的范围，减轻手术造成的伤残。其次肿瘤化疗可抑制或消灭可能存在的微小转移，提高患者的生存率。此外新辅助化疗可有效判断患者是否对化疗敏感，对需要术后化疗的患者可选择机体相对敏感的化疗方案。

13. 什么是辅助化疗

辅助化疗是对肿瘤进行手术治疗、放疗等局部治疗后应用的化疗，人们通常很难理解为什么挨了一刀切除了肿瘤，还没缓过神来医生又建议进行化疗。

目前大多数肿瘤的治疗原则是以手术切除为核心的综合性治疗。如果肿瘤发现得早，局限在器官局部，可通过手术或局部治疗把肉眼可见的肿瘤切除。但临床上经常碰到很多经过详细检查未发生远处转移的肿瘤患者，在手术切除后一两年，又发生了远处转移。原发病灶已经切除，转移从何而来？其实这些转移病灶很多是由一直存在而临床检查不能发现的微小转移发展而来的。正因为这些潜在"地雷"的存在，导致部分患者术后经过一段时间就出现肿瘤复发、转移。

很多肿瘤在发现时已经或多或少地发生了微小转移，如果术后既不复查也不化疗，肿瘤复发的概率就非常高。如何对付这些潜伏在体内的微小转移病灶？那就是采用化疗来消灭这些微量的癌细胞，消灭这些"可以燎原的星星之火"。实践证明，大多数可手术的中晚期肿瘤患者术后辅助化疗可大大降低复发转移风险，延长生存时间，部分患者甚至可彻底治愈。因此对于分期较晚的患者，医生会进行复发转移风险评估，推荐其术后及时进行全身化疗，以消灭或控制可能存在的微小转移病灶。

14. 什么是一线、二线、三线化疗

首先要明确的是一线、二线、三线化疗甚至后线化疗，主要是针对进展期肿瘤，这部分患者是晚期不能手术的癌症患者或者手术后复发转移的癌症患者。术前新辅助化疗及术后辅助化疗的患者不属于此列。

一线化疗指的是可以用于首次选择的、最理想、最经济的化疗方案，疗效相对较好。二线化疗是在一线化疗失败后应用的化疗，疗效相对较差。三线化疗就是指一线、二线化疗失败后，更换化疗方案进行的化疗过程。简单讲，二线或三线化疗就是在一线用药过程中或结束后肿瘤复发或转移时使用的。一线化疗通常采用有效率最高、毒副作用相对较低的药物，因此在治疗上一般要求能不启用二线药尽量不用，保证患者规律正确地使用一线药，完成化疗全程。当然如果患者在一线化疗过程中出现疾病进展，医生会及时更换治

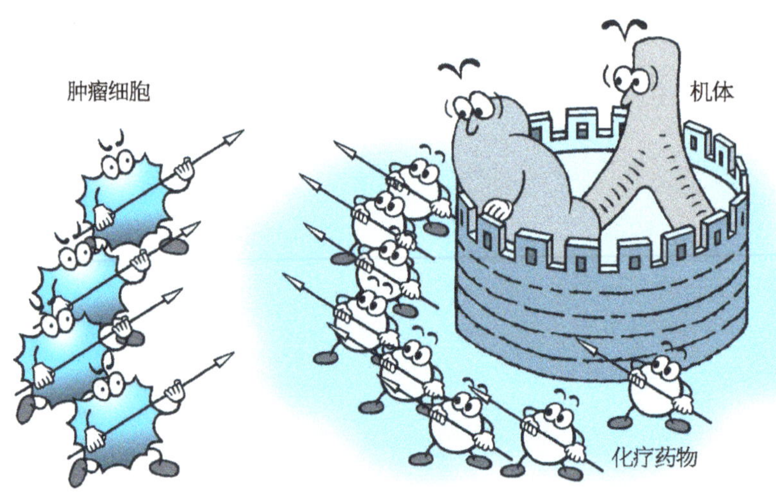

·化疗如同保护患者的防线·

疗方案，选择后线化疗。

举个例子来说，王阿姨是一名晚期乳腺癌患者，确诊时已无手术机会，考虑姑息化疗，予紫杉醇、表柔比星联合环磷酰胺方案化疗4个周期，疗效评估提示疾病进展，将治疗方案调整为吉西他滨＋顺铂化疗6个周期，患者疾病控制不佳，又改用卡培他滨＋长春瑞滨，这里紫杉醇、表柔比星、环磷酰胺就是一线化疗，吉西他滨＋顺铂是二线化疗，卡培他滨＋长春瑞滨是三线化疗。

15. 什么是维持化疗

在晚期实体瘤中，维持治疗的模式逐渐兴起。所谓维持治疗是指患者完成初始化疗制订的化疗周期数，并达到最大的肿瘤缓解疗效后，继续采用有效的单药化疗或靶向治疗进行延续治疗。通过维持治疗，所有患者可达到延缓疾病进展，部分患者可达到延长生存期的效果。目前临床使用较多的维持治疗药物除了贝伐珠单抗等靶向治疗药物外，主要用于维持治疗的药物还是化疗药，因此也称维持化疗。维持化疗通常采用初始化疗方案中的一种药物，或是与初始化疗药物无交叉耐药的另一种药物，所用的维持药物副作用小，剂量相对较小。

目前维持化疗分为两种：同药维持治疗和换药维持治疗。同药维持治疗是指患者初始治疗4～6个周期（肺癌）或6～8个周期（肠癌）后，如果没有出现疾病进展，使用至少一种在初始治疗中使用过的药物进行治疗。换药维持治疗指患者初始治疗一定周期后，如果没有出现疾病进展，开始使用另一种不包含在一线方案中的药物进行治疗。

理想的维持治疗药物应具备单药有效、副作用少、使用方便等特点。晚期非小细胞肺癌一线化疗获益后采用培美曲塞维持治疗；晚期非小细胞肺癌一线化疗后没有进展的患者可以采用厄洛替尼换药维持治疗。在肠癌中常采用5-FU或5-FU联合贝伐珠单抗维持治疗。在胃癌中常采用替吉奥胶囊进行维持治疗，目前尚处于探索中，但从临床效果和安全性来说都不错。

维持化疗需要持续多长时间？一般是在无显著毒副作用的情况下，维持化疗可直至某个设定的时间点或是直至出现疾病进展。非小细胞肺癌、肠癌、胃癌一般维持1年，对非常晚期的患者可能会适当延长维持化疗时间，需要肿瘤专科医生视具体情况而定。

16. 是先手术还是先化疗

当发现肿瘤尤其是恶性肿瘤时，很多人的第一反应就是能开刀切掉吗？是先开刀还是先化疗？这个问题不能一概而论，需要根据肿瘤的情况而定。首先，我们看瘤种，可以通过非手术方法治愈的肿瘤就不一定要手术，比如淋巴瘤可以通过化疗、放疗治愈等；当然，大多数恶性肿瘤如果能完全手术切除往往预后较好，比如肺癌、胃癌、食管癌、结直肠癌、肝癌等，得了这样的肿瘤如果能手术完全切除是最佳选择。其次，肿瘤分期也是这个问题的答案之一，如果分期比较早，可以直接进行外科手术；如果就诊时已是晚期，失去手术机会，包括化疗在内的非手术治疗可能就是最佳选择。当然，一部分患者对化疗比较敏感，经过一段时间的治疗，肿瘤快速缩小或转移的淋巴结逐渐减少，经外科医生评估适合手术的患者可以转至外科治疗。最后，恶性肿瘤的位置、大小、患者的身体情况决定是否允许手术，如果不能满足手术条件，又需要尽快控制肿瘤生长，这时可能就会选择化疗。

简而言之，是先手术还是先放化疗需要肿瘤内科、外科、影像科等医生综合评估，其制订的治疗方案不管手术还是放化疗都是为了将癌细胞控制住或减缓其发展，实现患者生存的最大获益。

17. 已经做了手术还需要化疗吗

手术是目前治疗早期肿瘤的主要方法，很多患者把肿瘤切除后再不复发，这部分患者可以占早期患者的80%～90%。但很多中晚期患者虽然把肿块完整切除了，但很快又复发转移了。因为手术治疗只能切除肉眼看得见的实体瘤，它无法防止癌细胞的转移，也无法消灭体内血液中的癌细胞，如果有一些残留的肿瘤，将会形成新的微小病灶。对于这些患者如果不进行辅助化疗，微小病灶可能很快就发展成较大的转移灶，这时再去化疗为时已晚。因此术后及时辅助化疗可以消灭体内残留病灶以提高疗效，控制和消灭局部的复发和转移。

那么，哪些患者手术后还需要化疗？不同的肿瘤原则不一样，但总体而言，存在高危复发转移因素且所患肿瘤对化疗敏感的患者需要进一步化疗，比如术中发现肿瘤侵犯的范围较大、大量淋巴结转移、切下来的边缘组织有癌细胞等。以肠癌为例，分期Ⅲ期以上患者术后均需要化疗，Ⅱ期如果存在高危因素的患者也需要化疗，比如低分化肿瘤、脉管浸润、肠梗阻、肠穿孔、切缘阳性或可疑阳性、淋巴结检测＜12个。

18. 手术后多久可以化疗

有的患者手术后需要化疗来降低复发转移风险，这部分患者很关心的一个问题就是"手术后多久开展化疗最好？"

目前的研究及专家共识都认为，化疗最好在手术后4～8周内进行。肺癌患者术后3～4周如果有化疗指征即可进行化疗。胃癌、肠癌术后一般4～6周可进行化疗。其他癌种基本上推荐1个月左右进行化疗。

在临床上，常听到有些患者说手术伤了元气，而化疗反应大，需要调理好身体再进行化疗，因而这些患者往往迟迟不愿接受化疗。有数据表明，推迟术后辅助化疗时间，影响患者总生存期，术后辅助化疗每推迟1个月，死亡风险增加14%。因此一定要做化疗的患者，在身体恢复的情况下不要拖太长时间，以免因为拖延化疗时间增加复发转移风险。

当然，凡事不能太拘泥于形式，比如有的患者术后出现并发症，如吻合口瘘、出血等，恢复受较大影响，可适当延长休养的时间，在化疗专科医生评估符合化疗条件后再进行化疗。出现上述情况的患者也不要焦虑，不要觉得没有马上进行化疗就比别人晚了，生存就受到很大影响了，这样的想法有点过度紧张了。因为在权衡利弊的情况下只能优先处理术后并发症，贸然进行化疗会出现临床难以控制的问题甚至危及生命。

19. 化疗药物到底是些什么

化疗药物可杀灭肿瘤细胞。这些药物能作用在肿瘤细胞生长繁殖的不同环节上，抑制或杀死肿瘤细胞。化疗药物在医学上有很多不同的分类，一是根据药物的来源和化学结构，分为烷化剂、抗代谢药、抗癌抗生素、植物类化疗药、激素类化疗药和杂类化疗药等；二是根据药物对细胞增殖动力学影响的不同分为细胞周期特异性药物和细胞周期非特异性药物。当然，也还有其他的一些分类，但作为患者及家属并不需要深入了解其分类、作用机制，这部分内容只是让大家对将进行的治疗方案有个大致的了解。

常说千人千面，其实肿瘤也是一样，不同肿瘤特点不同，同一类肿瘤的不同患者又有差异。那么，在众多的肿瘤药物中，该如何选择？不同肿瘤要选择何种化疗药物主要是临床数据决定的，几千甚至上万疾病特点类似的患者进行不同方案的治疗，最优方案就会逐渐形成，从而指导临床实践，经过时间检验的有效低毒方案就会成为经典化疗方案。此外很多时候化疗需要联合用药，那么如何寻找最佳药物组合？这肯定不能瞎试，是有科学依据的。首先，通常不会选择作用机制类似的药物组合，最好能优势互补；其次，毒性都很大的药物也通常不会进行组合。当然最优化疗组合方案并非一成不变，如果有证据说明新的组合更好，大家就会采用新的疗法。

化疗药物及化疗方案非常多，但最终选定实施的只会是一个方案，医生会根据患者的瘤种、分期、脏器功能、家庭经济承受能力等制订最为合适的方案。其实在化疗中更多的是医生告诉患者及家属"你们即将采用A+B的治疗方案"，也会简单说明这些药物的作用及主要的不良反应，并不要求患者对详细药物作用及机制进行非常深入的了解。

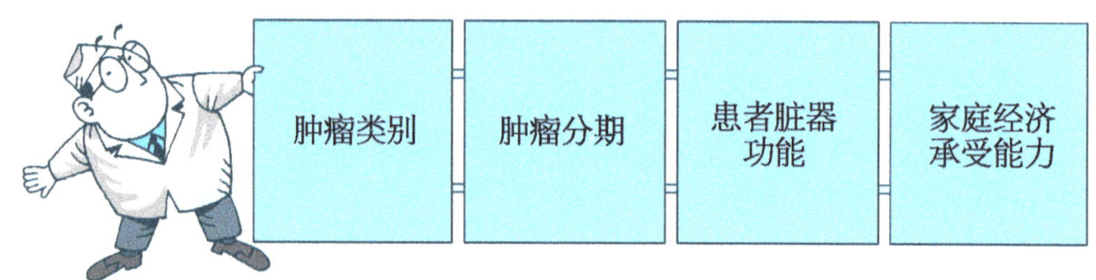

·化疗时需个性化制订化疗方案·

20. 进口化疗药一定比国产的好吗

一旦化疗方案确定后，就该考虑具体药物的问题了。在临床工作中经常会碰到患者或家属问，同一化疗药物进口和国产的差别在哪里。的确，选进口还是国产，常令许多肿瘤患者及其家属举棋不定。因为除了价格及是否进医保差别外，更多的是疗效、副作用是否有差别。

下面来具体看看进口药及国产药的差别。一般而言，进口药较国产药贵，那么贵在哪里？进口药其开发研制费用较高，制造工艺比较复杂，所需投资较大。另外国家对进口药品要征收关税，并且对进口量实行宏观控制。客观来说，很多化疗药物都是欧美等发达国家开发的，经过时间的检验其疗效和毒副作用都比较明确，因此绝大部分药物都可谓有效、安全，而以前国内药物生产工艺落后，某些药品的质量的确不如进口药，此外有些国外原创药物我国尚不能自行生产。因此很多时候即使费用高，人们也会选择进口药。

但近些年国内药品生产企业不断引进新技术，同时国内制药企业纷纷合资办厂，很多国产药与进口药在药物代谢、药理作用、生物利用度、临床疗效等多项指标上差异已不大。此外，由于存在种族、体格、药物敏感性等方面的差异，进口药对我们未必都是适合的。因此，进口化疗药不是一定就比国产的好。说个笔者亲历的小故事，笔者在国内时因为慢性胃炎经常服用阿斯利康公司中国产的埃索美拉唑（耐信），后来到英国留学想着英国本土产的可能会比以前服用的药品要好，后实践证明药效差不多，但服用英国产的药后经常会感到口渴。虽然这只是个个案，不足以成为依据，但也说明患者千人千面，不一定进口的就是最适合自己的。

简而言之，到底是选择进口化疗药还是国产化疗药，可根据经济实力、疗效和副反应综合分析考虑。肿瘤治疗是一场"持久战"，花费较高，作为肿瘤患者及其家属，要从多方面进行考虑，包括自己的经济实力，肿瘤的病理类型、分期及分化程度，患者的体质及耐受性等。最好与主管医生进行深入沟通，通过综合分析，做出较好选择。

21. 化疗就是静脉输化疗药吗

提到化疗，很多人想到的就是奄奄一息地躺在病床上静脉输注化疗药，但化疗就只是静脉输注化疗药吗？其实，静脉化疗只是化疗的一种途径，当然也是最常见、最重要的一种。

按照化疗药进入人体的不同途径可分为静脉注射、肌内注射、口服、鞘内注射、动脉介入、腔内化疗等。经静脉全身化疗的药物分布于各组织，具有给药方便、价格相对低廉等优点，但亦具有局部药物浓度低、全身的毒性反应和副作用相对较大的缺点。在临床工作中，我们最常采用的是静脉化疗，对部分不能耐受静脉多药联合化疗或静脉化疗效果不佳的患者也会采用口服化疗或局部给药的方法，比如对恶性胸腹腔积液的患者会腔内给药。

也有患者会问，静脉化疗疗效是最好的吗？这个不能一概而论，需要根据癌种特点、局部病灶及远处转移情况、患者身体耐受性等综合分析。比如卵巢癌腹膜转移的患者出现了大量腹腔积液，静脉化疗后腹腔积液一直控制不佳，我们采用静脉结合腹腔给药的方案，疾病得到了非常好的控制。此外，很多人观念中认为口服化疗药起效慢、疗效差，这也是个错误的观念。已有大量研究表明在胃癌的治疗中，替吉奥胶囊、卡培他滨口服的疗效与静脉使用氟尿嘧啶的疗效相当。笔者曾经收治一例老年晚期胃癌患者，一般状况既不能耐受联合化疗，亦不能耐受静脉化疗，我们根据患者情况给了替吉奥单药口服，多次复查疾病一直控制良好。

22. 什么是介入化疗

静脉注射及口服化疗药物虽因简单方便、价格相对低廉而最常用，但毒性作用较多较广泛，且部分肿瘤局部化疗药物浓度较低。局部化疗可提高肿瘤局部的药物浓度，充分发挥化疗药物的疗效，并减轻化疗药物的毒副作用。

介入化疗是最常见的一种局部化疗。简单来说介入化疗就是在血管、皮肤上做微小通道，或经人体原有的管道，在影像设备的引导下使化疗药物直接作用于局部。对于肝癌来说，最常用的就是经肝动脉插管化疗和经肝动脉栓塞化疗。有报告认为，采用介入方法治疗肝癌，1、2、3年生存率分别为44%、29%、15%，这对于治疗总体疗效不佳的肝癌来说已是非常不错的成绩。目前介入治疗在肿瘤治疗方面应用越来越广，可用于肺癌、卵巢癌、宫颈癌、胰腺癌等多种实体瘤。

与全身化疗相比，介入化疗大部分需要复杂的设备，技术要求较高，局部不良反应较大，近期效果明显但远期疗效和延长生存期的作用较差。因此，能否选择介入治疗，是否选择与全身化疗相互配合发挥各自优势，需要专科医生综合评估后再具体实施。

23. 什么是腔内化疗

腔内化疗主要用于癌性胸腹腔积液、心包积液、膀胱癌等。这种治疗方法亦属于局部治疗的范畴，可使化疗药在局部达到较高浓度。临床上经常收治大量恶性腹腔积液的患者，比如胃癌腹膜转移，结直肠癌、卵巢癌腹腔转移等，部分患者随着全身化疗的进行腹腔积液量会减少，但一些患者的腹腔积液比较顽固，甚至持续快速增长，这时医生可能会给腹腔内注射化疗药，不少患者取得了不错的疗效。

对有腹膜转移的患者有时会用到"热灌注化疗"，这其实也是腔内化疗的一种。与直接向腹腔中注射少量化疗药不同，腹腔灌注化疗就是穿刺后将化疗药物快速滴注至腹腔内，热灌注化疗是将化疗药加热后再输注。当然，这个温度过低或者过高均不行，研究表明40℃左右的热灌注化疗对肿瘤细胞的杀伤作用最强，低于40℃无效，高于45℃会导致正常组织损伤。

总体而言腔内注射副作用较小，机体耐受性较好，但部分患者亦存在疼痛、肠道梗阻等反应，需要医生及时干预及处理。

24. 为什么医生经常说化疗是把双刃剑

化疗药物大部分是细胞毒药物，可杀伤肿瘤细胞，亦可杀伤机体的正常细胞，因此常说"化疗杀敌一千，自损八百"。化疗是利用不同细胞对化疗药物敏感性的不同进行的。癌细胞是增殖旺盛、幼稚的细胞，对化疗敏感性较高，因此受到的杀伤作用也就最强。但身体中也存在着增殖旺盛的细胞，比如血细胞、胃肠道黏膜上皮细胞等，这也是化疗不良反应较多"光顾"血液系统、消化系统的原因，化疗后患者会出现白细胞降低、恶心、呕吐等。

其实这里所说的双刃剑换句话说就是疗效和不良反应，化疗患者在从化疗药物中获益的同时也在经受不良反应的折磨。临床上常碰到一些患者前几次化疗显示出了较好的疗效，但对接下来要做的化疗却坚决拒绝，甚至有患者说就是病死也不再做化疗了。还有一些患者虽然治疗效果比较满意，但因出现严重的不良反应，医生不得不终止疗程。

化疗是把双刃剑，用好了可以多杀敌，用不好可以自伤，这是化疗必须面对的问题。但随着化疗研究的深入及新药的研发，更多的药物靶点被明确，化疗相关的副作用逐渐减轻，加上肿瘤医务工作者对药物的应用更为得心应手，"自损八百"的比例在降低，相信未来的方向将是优效、低毒的化疗。

25. 身体这么虚弱经受得住化疗吗

很多患者及家属常会问，患者现在这么虚弱能化疗吗，会被化疗打倒吗？其实不用过分担心，医生在每次计划化疗前均会对患者做全面的评估，包括年龄、体力状况、进食状况、精神状态、营养情况、化验检查指标等，若患者过分虚弱不会进行化疗。此外如果在经历几个化疗周期后，患者出现不能耐受或者不能纠正的不良反应，医生亦会及时调整治疗方案，不会一味进行化疗，将患者击倒。

需要说明的是，如果经过对症处理及支持治疗，身体状况可以改善的患者也是有化疗机会的。张老伯是一名食管癌患者，因为肿瘤引起食管梗阻，近2个月都未能正常进食，到医院的时候奄奄一息，经医生充分评估后觉得不能马上化疗，予安装食管支架、静脉营养支持治疗等措施，2个月后患者一般状况明显改善，此时医生再次评估患者可以耐受化疗，予替吉奥胶囊口服化疗，患者症状改善，疾病得到了较好控制。

当然，对患者而言，如果身体强壮，化疗的耐受性会好一些。常听医生查房时和患者开玩笑"大胖子化疗比较经打"，的确身体强壮的患者毒副反应要小不少，因此化疗患者应尽可能补充营养、放松心情，调整身体至最佳状态迎接化疗。

26. 白细胞很低可以化疗吗

化疗前医生会对患者做一个详细的综合评估，其中很重要的一个考量指标就是血常规，也就是我们平时通俗说的血象。一般来说白细胞总数的正常数值为 $(4 \sim 10) \times 10^9/L$，各个实验室的正常值范围可能会略有差别，但大致范围均差不多。化疗药物对骨髓造血功能有不同程度的抑制作用，表现为白细胞减少、抗感染能力降低、容易继发感染，因此化疗要求白细胞在 $3 \times 10^9/L$ 以上。

在白细胞中一个非常重要的组分就是中性粒细胞，要求化疗患者其水平至少为 $1.5 \times 10^9/L$。尤其要注意的是一部分患者白细胞总数正常，但中性粒细胞非常低（低于 $1.0 \times 10^9/L$），这类患者并不能进行化疗。

白细胞低者容易感染，情况轻的可能会感冒、发热、乏力、胃口差，严重的会因重症感染而出现脏器衰竭，甚至死亡。在临床工作中经常遇到许多患者或家属对化疗后白细胞减少非常恐惧而拒绝化疗，这种想法也是应该避免的，因为医生会根据患者身体情况适时调整治疗方案，若存在白细胞较低的化疗禁忌，并不会贸然化疗，倘若出现白细胞降低，将会采取相应的处理措施。

27. 肝功能不好还可以化疗吗

原发性肝癌或肝转移性肿瘤患者转氨酶常会升高，此外随着生活水平的提高，伴有脂肪肝的肿瘤患者并不少见。这些转氨酶升高又需要化疗的患者该怎么办？哪些患者可以化疗，哪些绝对不可以？哪些需要保肝治疗后再行化疗？

根据化疗评估要求，如果谷丙转氨酶（GPT）、谷草转氨酶（GOT）超过正常值上限2.5倍，或者胆红素超过正常值上限1.5倍的患者就不能进行化疗了。当然，如果有病毒性肝炎、原发性肝癌或肝转移的患者可将标准放宽到上述数值的2倍，即转氨酶升高5倍或胆红素升高3倍。这样说可能有点抽象，大家需要可操作性强的方案，我们在此举个例子说明。比如你拿到了一张医院肝肾功能的报告单，谷丙转氨酶为175 U/L（正常值参考范围是0～40 U/L），且无肝炎、肝硬化、肝癌等，这时即使疾病控制需要化疗也暂时不能化疗；但若存在肝炎、肝硬化、肝癌等，指标就要一定程度地放宽，这名患者就可

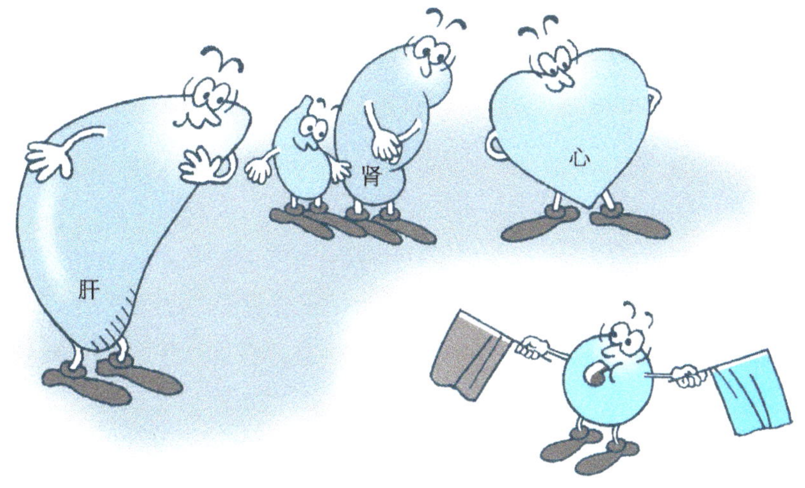

·肝、肾、心等功能异常时化疗需慎重·

以进行化疗。

那么这些需要化疗但肝功能不好的患者该怎么办？医生会分析肝功能异常的原因，比如是否在服用影响肝功能的中草药，是否有脂肪肝，是否有肝炎在活动等，根据病因采取相应的处理措施，比如停用肝损药物、采用保肝治疗、抗肝炎病毒治疗等。

28. 肾功能不好但又需要化疗怎么办

与肝功能类似，肾功能也需要达到一定标准才可以进行化疗，要求患者内生肌酐清除率至少为60 ml/min。内生肌酐清除率降低反映肾功能减退，且降低的程度与肾功能损害的程度相平行，因此是判断肾小球滤过功能损害的敏感指标。那么达不到上述标准又需要化疗的患者怎么办？医生会对肾功能降低的原因进行分析，如患者是否存在高龄、高血压肾病、糖尿病肾病、肾结石、肾炎、肿瘤外压造成尿路梗阻等，倘若存在，将会针对病因先行治疗。

当然针对已病因治疗、保肾处理的患者，虽然满足化疗条件，医生在制订化疗方案时也会充分考虑实际情况并尽量避免使用肾毒性大的药物。曾经有一位78岁患有肺腺癌的老先生，既往有高血压、糖尿病病史，入院后使用培美曲塞联合顺铂方案化疗，疾病控制较好，但后来多次检查肾功能肌酐水平均在110 μmol/L左右，给予控制血糖、血压及保肾治疗效果均不佳，后将顺铂换为肾脏毒性相对较小的卡铂，目前疾病控制及肾脏功能均不错。

29. 有冠心病还能化疗吗

随着冠心病发病率的提高，肿瘤合并冠心病的患者并不少见。虽然冠心病不是化疗的绝对禁忌，但需要医生根据病情考虑，对于冠状动脉严重供血不足的患者，肿瘤科与心内科医生会共同讨论，非常慎重地选择治疗方案。

对病情控制稳定，较少发作的冠心病患者，可以在医生的密切观察下进行化疗，同时在医生指导下服用改善冠脉循环的药物。在日常生活中，患者可改善饮食结构，多吃水果蔬菜，少吃油脂类食物，戒烟戒酒，调整日常生活与工作量，减轻精神负担，保持适当的体力活动，发生疼痛服药后卧床休息，避免情绪波动。对这类患者，肿瘤科医生在制订化疗方案时也会充分考虑尽量避免使用有心脏毒性的药物，比如环磷酰胺、柔红霉素、多柔比星、曲妥珠单抗 (赫赛汀) 等，也会密切监测患者的心电图、心脏超声等，对部分患者亦会使用保护心功能的药物如右丙亚胺等。

30. 儿童肿瘤患者化疗与成人有什么不一样

世界卫生组织 (WHO) 资料显示，恶性肿瘤已成为儿童第二大死因。在中国由于认知不足、误诊、缺乏早期筛查机制和医保覆盖，患儿治疗的时间窗总是被错过，很多小患儿发现肿瘤时已经很晚。很多人可能会觉得，大人得了癌症况且很难治好，何况这么小的孩子？但事实上，一些儿童肿瘤是完全能够治好的，治愈率也比成人高得多。儿童血液系统肿瘤最常见，比如大家熟知的白血病、恶性淋巴瘤，实体瘤近年发病率也不低，最常见的是各种"母细胞瘤"，包括神经母细胞瘤、肾母细胞瘤、肝母细胞瘤等，像这些肿瘤很多均可通过手术及化疗为主的方案控制，甚至治愈。

化疗作为肿瘤治疗的一种重要手段，在儿童肿瘤的治疗中不可避免地会被用到。儿童处于生长发育阶段，对化疗药物敏感，用药范围、用药剂量和时间、对化疗的耐受性均与成人不同。病房里曾收治过一名髓母细胞瘤的小患者，已反复使用含顺铂的方案化疗 10 余年，目前疾病控制良好，除了轻度耳毒性外并无特殊不良反应，科里医生经常说倘若是成人使用如此长时间的化疗恐怕早已被打趴下了。

总体而言，儿童生长迅速，对化疗敏感、耐受性好，治疗效果好于成人，但尚处于生长、发育阶段，化疗需要更加精确，尽量保证患儿各器官的正常功能，避免和减少长期副作用。值得指出的是，一些比较固执的家长认为化疗对孩子有很大的副作用，会破坏孩子的免疫功能，说什么也不让孩子接受化疗，爱儿护儿之心可以理解，但这种观点和做法是极其错误的，很多孩子的病情会因此耽误，甚至失去宝贵的生命。

31. 老年肿瘤患者还可以化疗吗

首先要先明确一个概念，多大年龄可以算作老年。世界卫生组织以及西方一些发达国家对老年人的定义为65周岁以上的人群。60多岁的老年人多半是可以化疗的。但更高年龄的患者可以化疗吗？目前高龄没有统一的标准，平时临床工作中很多医生会将化疗的年龄上限卡在75～80岁。

当然这个限制并不绝对，有的患者生理年龄与实际年龄相差较大，70岁时心肺肝肾各项功能均已较差，有的患者80岁机体功能依然较好，这需要结合实际综合判断，年龄是重要影响因素但不是唯一因素。

老年尤其是高龄患者年老体弱、伴有多种疾病、免疫功能低下、化疗药物耐受性差，且化疗用药有其自身特点，肿瘤专科医生在制订治疗方案时会充分考虑。比如同是晚期肺腺癌患者，如果患者高龄，采用的常是培美曲塞单药化疗，而不会使用一般患者经常使用的双药联合方案。此外，用药剂量也会根据年龄进行调整，比如同样肌酐清除率的患者，针对老年患者，医生可能就会按照5甚至4.5计算以减少化疗用药剂量，年轻患者可能会适当增加。

32. 生命不息，化疗不止吗

美国的一项调查结果显示，终末期癌症患者接受细胞毒类药物化疗尽管无效，但是仍有1/3的患者接受化疗。在34 131例死于癌症的患者中，在生命的最后3个月，有23%的患者接受化疗；在生命的最后1个月，仍然有14%的患者接受化疗。这无疑是"生命不息，化疗不止"，其实国内不少医院也存在类似现象。

以前上大学实习时笔者的老师曾说过，肿瘤医生的眼睛不能只盯着肿瘤，在"消灭"肿瘤的同时要能保证患者获益最大化。如果一味地对肿瘤"死缠烂打"，而不考虑患者的身体状况，患者并不能从频繁的治疗中获益。那么什么时候该停止化疗？对术后辅助化疗，即降低复发转移风险的化疗，虽然化疗时长在各个癌种有细微差异，但一般都为4～8个周期。对进展期肿瘤的患者而言，这是个略复杂的问题，但简而言之就是出现多线化疗疗效不佳或者出现患者不能耐受的不良反应，这时可考虑停止化疗。

也有一些患者到了晚期，尽管看不到治疗效果，但家属和患者都不愿放弃，总认为放弃治疗就意味着等死，感情上接受不了，希望能继续化疗。其实停止化疗并不等于放弃治疗，在肿瘤晚期，肿瘤科医生会根据情况采取营养支持、疼痛控制、改善焦虑情绪等治疗，为的是使患者有质量、有尊严地生活，而并非将化疗持续到生命的终点。

33. 什么是过度化疗

化疗是治疗癌症的主要手段之一，但一旦使用不当或过度化疗，会适得其反，不仅降低患者的生活质量，还会危及患者生命。化疗与否，需要首先评估风险与获益。根据目的不同，化疗分为新辅助化疗、术后辅助化疗、姑息化疗等。如果是手术后的患者，肿瘤已经被切除，是否需要化疗？这也需要评估风险与获益。首先要对病情（术后检查）进行分期，然后了解循证医学是否证实化疗对该病该期有明显效果，以及患者身体能否承受毒性。对于特别早期的癌症经手术切除后，很难再从化疗或放疗中获得益处，这部分患者如果也进行化疗可能就是过度化疗。只有对那些手术后有复发转移高危因素的患者才考虑进行化疗。对于晚期肿瘤患者，如果获益大于风险，那就支持化疗。如果患者身体差而接受化疗，得不到任何好处，那么化疗就得不偿失。任何时候都应该坚持以人为本，而不是以病为本，不能为了完成化疗而化疗。

此外临床上常碰到肿瘤患者在定期随访观察中，只有肿瘤标志物如CEA、CA125等升高，并没有发现肿瘤病灶生长或复发，也没有症状，这种情况到底需不需要化疗？目前存在正反两种观点：一种是认为指标升高表示肿瘤活跃，需要化疗。另一种认为，肿瘤病灶并没有生长，暂时不需要化疗。其

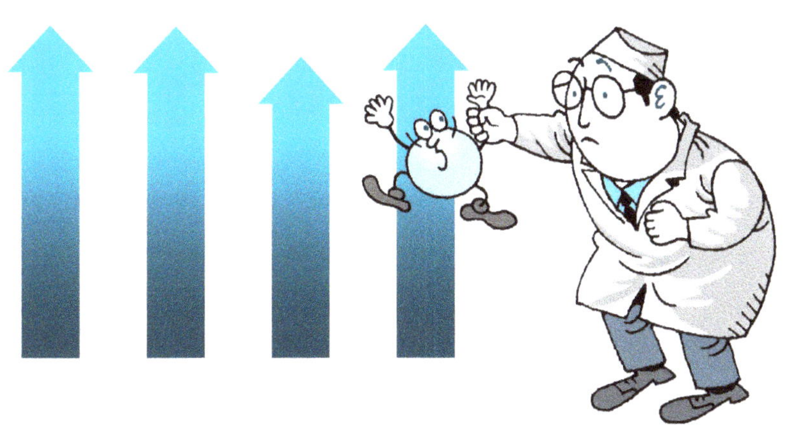

· 化疗中单纯肿瘤标志物升高，建议随访观察，避免过度化疗 ·

实在临床上笔者碰到这样的治疗选择时也经常会纠结，有患者肿瘤标志物升高但定期随访观察下来并未出现复发转移，当然也有部分患者在肿瘤标志物持续升高一段时间后出现影像学的疾病进展。那么对于单纯的肿瘤标志物升高（未发现肿瘤病灶）是否需要立即化疗？ 2016 年的 NCCN 癌症指南正式提出，在卵巢癌术后查见血 CA125 升高者，不再建议立即化疗，因为证据表明立即化疗不会带来生存获益，反而降低生活质量！ 对单纯肿瘤标志物升高，目前绝大部分肿瘤专科医生的选择可能还是定期随访观察，动态监测肿瘤标志物和影像学的检查，当然检查的频率需要适当增加，以便及时发现真正的进展并调整治疗方案。

34. 肿瘤化疗一般需要花多少钱

在确诊肿瘤后患者会关心治疗方案，不可避免地会谈及治疗的花费。其实这个问题颇难回答，对于化疗费用，比较难给出一个准确的数字，因为不同患者所需的检查项目可能会不同，化疗使用的药物的厂家、用药剂量也是不一样的，所在地区不同药品价格也会有所差别。以上海地区为例，每个化疗疗程的治疗费用为 5 000 ～ 10 000 元，当然如加用靶向药物比如西妥昔单抗、贝伐珠单抗、曲妥珠单抗等，费用会相差较大。此外，肿瘤的化疗是需要好几个疗程的，需要做的疗程数是根据患者情况和医生的建议来确定的，询问负责自己疾病诊疗的医生可以得到一个相对准确的答案。

需要注意的是，各地的医保政策不同，纳入医保的化疗药物不同，报销的比例不一样，这些都会造成化疗自行负担费用的不同。但全国大部分地区肿瘤化疗都是大病医保，常规化疗用药都会得到一定比例的报销。建议患者及家属咨询各地医保政策，对化疗费用做到心中有数。

在化疗费用这个问题上，也有患者会问化疗药是否有慈善援助活动。的确，尽管化疗相对于靶向治疗、免疫治疗费用偏低，但常需多个疗程，很多经济条件一般的家庭还是有些难以承受，希望能有慈善援助活动给沉重的经济负担进行减负。由于化疗药种类繁多、部分药品价格并不高等原因，慈善援助项目偏少。但目前依然有部分化疗药有慈善援助活动，在此特意整理了些援助信息，希望可以帮助大家。比如针对非鳞状非小细胞肺癌的患者，中国初级卫生保健基金会于 2014 年 11 月在全国开展"生命接力——肺癌患者援助项目"，为满足申请条件的患者提供培美曲塞（力比泰），目前援助仍在接受申请。

35. 对化疗很恐惧怎么办

悲情影视剧或者小说中常出现患者化疗后呕吐不止、大把头发脱落的场景，让观众潸然泪下。由于对化疗缺乏深入的认识，很多老百姓"谈化疗色变"，出现恐惧心理也是可以理解的。

如果不痛不痒地安慰大家说"化疗不可怕，你不要担心"，可能很多人的第一反应是"你说得真轻松！疮没生在你身上吧！"而作为医生，面对化疗患者要说的是：知己知彼，百战不殆。

患者和家属需要知道化疗药物引起的不良反应，这也是化疗患者最担心和恐惧的事情。化疗最常见的不良反应是恶心、呕吐、肝功能损害、肾功能损害、骨髓抑制，此外还有便秘、腹泻等，所幸目前多数不良反应都可以通过医学方法减轻，甚至可以避免其发生，因此实在不必过于害怕化疗，更不值得因为害怕而拒绝化疗。

化疗的另一"罪状"是脱发。需要说明的是，由于使用不同化疗药及个体敏感性差异，化疗患者不一定都会脱发，更不是有些人想象的那样一夜之间没了头发，多数是在化疗后慢慢脱掉的。让人高兴的是很多患者化疗停止后，头发很快会长出来，而且有时比原来更黑、更浓密。

女性患者特别关注的问题包括化疗后是否来月经、是否能生小孩、生出来的小孩是否可能畸形等。其实不要过于担心和紧张。化疗确实对卵巢功能有抑制，但绝大部分抑制是暂时的、可逆的，许多患者在化疗后1年内可恢复正常月经。此外，研究报道化疗后妊娠者的流产率、胎儿畸形率，以及产科并发症（如早产等）并无增加。当然慎重起见，如果化疗时患者想生育，需要与医生沟通，以便选用对生育功能影响小的化疗方案。

36. 化疗一定苦不堪言吗

在很多人的固有观念中，化疗是"很不舒服"的，会引起诸如恶心、呕吐、骨髓抑制、肝肾功能损伤、脱发等不良反应，那么，化疗一定苦不堪言吗？其实大家所说的"苦不堪言"主要是可怕的不良反应。但随着医学研究的深入和新药的出现，不良反应控制已经能做得很好，舒适化疗已不再是梦想。

首先说令人觉得天旋地转的呕吐。肿瘤专科医生会对所采用的化疗方案的致吐性进行预判及评级，将化疗方案分为"高致吐""中致吐""低致吐"三个级别。也会对患者的性别、年龄、心理状态、体质状况及疾病史做初步的分析评估。一般来讲，男性患者较女性患者少发生恶心、呕吐，这与精神心理因素有关，女性患者较易产生紧张、恐惧、焦虑等不良情绪，从而降低了机体对恶心、呕吐的耐受力，尤其是曾有妊娠剧吐的患者化疗时较易恶心、呕吐。医生可根据化疗方案致吐性及是否存在呕吐高危因素制订相应止吐方案，通过预防性处理，绝大部分患者已实现"无吐化疗"，对少部分化疗过程中仍出现呕吐的患者亦可临时用药缓解。

再说说大家对化疗药引起的身体损伤的担忧。的确，化疗是把双刃剑，除了对肿瘤细胞杀伤外，身体正常的细胞也会被杀伤。常见的损伤包括血细胞、肝肾功能、心脏功能等损伤，这也是化疗过程中除了化疗药外还使用一些辅助药物的原因。为保护肝肾、心脏等重要脏器，会使用一些解毒、支持治疗，例如使用护肝药物减轻肝毒性，使用右丙亚胺保护心功能。对化疗后出现明显白细胞、血小板、红细胞减少的患者，会使用集落细胞刺激因子、促红细胞生成素缓解骨髓抑制的程度。

可以让广大患者及家属放心的是，有经验的肿瘤专科医生会在全面、细致评估的基础上，为每个患者"私人订制"优效、低毒的化疗方案，预防性及治疗性地处理各种不良反应，让患者"舒适"地完成化疗，生活得更有质量。

37. 化疗前为什么要有病理资料

肿瘤专科医生制订治疗方案前尤其是化疗前常会问患者病理报告的情况，这是为什么？相信大家多少会了解，肿瘤的诊断可分为临床诊断、专一性检查诊断、手术诊断、细胞学病理诊断、组织学病理诊断五级，这五级诊断依据的可靠性逐渐增加，也就是说病理诊断最能提供可靠的诊断依据。因此除了颅脑肿瘤、部分胰腺癌等不易取到肿瘤组织进行病理检查的癌种外，几乎都要求有病理诊断。

常用的病理检查是组织病理学和细胞病理学检查，其中组织病理学检查对临床最有价值，组织病理学是将人体组织经过一系列的物理和化学处理制成病理切片，在显微镜下对疾病做出病理诊断（例如诊断为良性、恶性肿瘤炎症，或是其他疾病等），其诊断准确性可达95%以上，能客观反映疾病的真实情况，这就是化疗前需要有病理检查的重要原因！临床工作中偶尔会遇到临床症状、影像学表现、血肿瘤标志物都高度提示恶性肿瘤的患者，结果手术后病理提示良性病变。倘若没有病理资料就进行化疗，有可能会给本是良性疾病不需要化疗的患者带来灾难性的改变。

此外，病理诊断资料可以为肿瘤进行分类分型，据此采用更有针对性的治疗措施。以肺癌为例，小细胞肺癌和非小细胞肺癌的用药差异较大，非小细胞肺癌中腺癌和鳞癌的用药亦有差别，倘若为腺癌可能会使用以培美曲塞或紫杉醇为主的化疗方案，若为鳞癌可能会优选含吉西他滨的化疗方案。因此，化疗前请携带诊断明确的病理报告，以便医生制定合理、有效的化疗方案。

38. 化疗前需要做哪些化验及检查

不同患者情况不同，需要做的化验及检查也不同。先说相同的，也就是每个患者只要是化疗就需要常规化验及检查的项目，包括血常规、肝肾功能、电解质、血清肿瘤标志物、心电图等，这些项目是对身体重要脏器进行评估，决定患者是否能耐受化疗的重要指标。

下面再说化疗"千人千面"中不同的地方，先简单地把患者分成初次入院化疗和复诊化疗两类，大家可以根据自己的情况"对号入座"。初次入院化疗的患者，需要完善肿瘤局部及全身影像学评估，比如一名肺癌患者，需要检查胸部CT、头颅MRI、上腹部CT或肝胆胰脾肾超声、骨扫描等。为什么首次就诊检查的项目会多一些？举个简单的例子，临床上碰到结肠癌术后来化疗的患者，检查结果出来才发现已有肝转移，因此该患者的化疗就不再是术后辅助化疗，而变成了晚期一线化疗。这两者间有区别吗？答案是肯定的，因为化疗方案的选择不一样，复查的侧重点也不一样。

对复诊化疗患者主要是考虑化疗的疗效与安全性，因此除了上面提及的常规需要的化验及检查项目，重点要增加相应的影像学检查以评估疗效。比如一名胃癌伴卵巢种植转移的患者，医生会安排上腹部CT、盆腔CT或MRI

检查。在临床工作中肿瘤专科医生会结合患者病情及意愿，依据指南、专家共识、临床实践等合理安排检查项目，患者及家属需要做的是积极配合、放松心情，按时完成化验及检查。

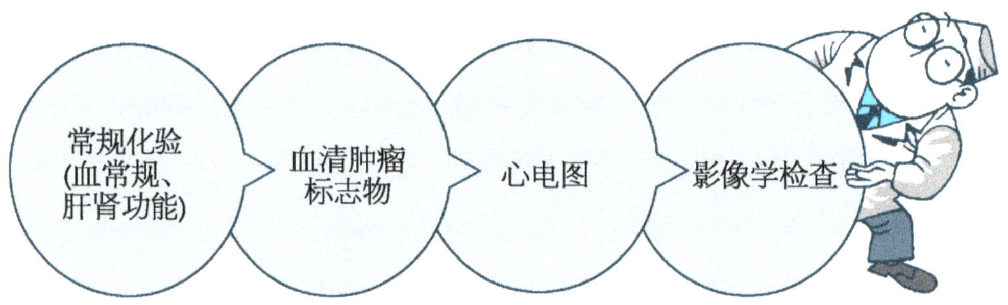

·化疗前进行多项检查是必需的·

39. 什么是化疗前体能评分

可能大家会听医生说，你目前一般状况不大好，评分比较低，不能进行化疗。这里所说的评分是指肿瘤患者的体能评分。目前常用的主要是KPS评分和PS评分。通过以下标准对患者进行评分，对评分良好也就是说体能状况较好的患者可以采取更为积极的治疗措施，比如化疗，而对评分相对较差的患者采用对症支持处理等相对保守的治疗措施。

(1) Karnofsky (卡氏, KPS, 百分法) 功能状态评分标准：

评　　分	体力状况
100	正常,无症状和体征
90	能进行正常活动,有轻微症状和体征
80	勉强可进行正常活动,有一些症状或体征
70	生活可自理,但不能维持正常生活、工作
60	生活能大部分自理,但偶尔需要别人帮助
50	常需人照料
40	生活不能自理,需要特别照顾和帮助
30	生活严重不能自理
20	病重,需要住院和积极的支持治疗

（续表）

评　分	体力状况
10	重危,临近死亡
0	死亡

对KPS评分来说，得分越高，健康状况越好，越能忍受治疗给身体带来的不良反应，因而也就有可能接受彻底的治疗。得分越低，健康状况越差，若低于60分，许多有效的抗肿瘤治疗尤其是化疗就无法实施。

（2）体力状况（performance status，PS）评分标准：

级别	体力状况
0	正常活动
1	症轻状,生活自在,能从事轻体力活动
2	能耐受肿瘤的症状,生活自理,但白天卧床时间不超过50%
3	肿瘤症状严重,白天卧床时间超过50%,但还能起床站立,部分生活自理
4	病重卧床不起
5	死亡

我们可以清楚地看到，对PS评分来说，评分越低代表患者体力状况越好，评分若大于2分是不能进行化疗的。使用该评分体系时要注意肿瘤患者发生骨折不能起床的情况，这时不能完全按照卧床时间进行评分。

一句话，对考虑做化疗的肿瘤患者而言，KPS评分一般要求不小于70分，PS评分要求小于等于2分。需要指出的是肿瘤患者的体能评分不是一成不变的，有的患者随着疾病的进展，评分会逐渐变低以致不能进行后续的积极治疗，有的患者经过对症支持处理后一般状况改善，体能评分逐渐提高，再次获得化疗等积极治疗的机会。

40. 为什么有的患者采用的是日间化疗

有的患者会问为什么有人采用的是日间化疗，我也可以挂完化疗药就回家吗？亦有一些患者说，我希望能住院几天进行化疗，日间化疗太仓促。下面就来了解一下日间化疗，以及哪些患者可以接受日间化疗。

日间化疗是指肿瘤患者以"白天住院治疗，晚上回家静养"的方式轻松接受化疗，在欧美采用较多，近些年国内也在逐渐开展。日间化疗模式，不仅节省了患者的医疗费用，还可方便肿瘤患者每天更好、更舒适地回家休息，是传统医学模式向"医学-心理-社会"现代医学模式转变的自然结果。另一方面，医院也腾出宝贵的病床资源及护理人力资源，缓解了肿瘤患者住院难的压力，为患者能得到及时、合理的治疗提供了保证。

当然作为广大患者及家属最为关心的问题是日间化疗会不会降低化疗的疗效和安全性？答案是不会！日间化疗与住院化疗一样，均由肿瘤专科医生和专职护士直接提供专业化服务，加上主治医生的定期会诊讨论及主任查房，完全可以保证治疗的质量和安全性。

但并不是所有患者都适合日间化疗，适合日间化疗的患者包括以下几种。① 体力状况良好的肿瘤患者。② 需做术前新辅助化疗或术后辅助化疗，但不愿住院的患者。③ 门诊放疗患者的增敏化疗。④ 化疗给药一天内可以完成且不需要预处理及药物浓度监测的患者。

41. 化疗的大致流程是怎么样的

患者化疗用药有差异，但流程大致相同，下面进行简单罗列以便让大家做到心中有数。

(1) 患者办理入院，医生护士安排床位，进行生命体征测量及记录。

(2) 医生询问病史，了解患者近期是否有发热、咳嗽、腹痛、腹泻等，进行体格检查，安排抽血化验、心电图、腹部超声等检查，若首次就诊或需疗效评估的患者应增加安排相应的影像学检查。

(3) 肿瘤专科医生对血常规、肝肾功能、电解质、血清肿瘤标志物进行分析，对疗效评估的患者进行影像学检查结果判读，制订化疗方案及辅助用药；与患者及家属沟通交流，交代注意事项，并对患者进行心理疏导，使其保持精神愉悦。

(4) 实施化疗，观察有无不良反应并及时处理。

(5) 完成化疗的患者进行总体情况评估，确定是否可出院。

（6）办理出院，并安排出院后复查项目及下一周期化疗时间。

42. 入院化疗要带什么东西

在门诊给有化疗指征的患者开住院证时，经常会有患者或家属说，来得匆忙没准备好，什么东西都没有带。网络上有很多孕妈待产准备物品的清单，但似乎没有见到过肿瘤患者入院携带物品的清单。因此，想在这里和大家聊聊入院化疗建议带的东西，当然每个人的需求和生活习惯不一样，仅供大家做个参考。

（1）疾病诊治相关资料。前面谈过了病理资料、影像学资料（也就是老百姓常说的片子）等对肿瘤患者的重要性，因此入院前请将这些资料整理好带上。此外，既往诊治、化验、检查的相关资料对诊疗方案的制订具有非常重要的价值，建议大家尽可能全面、完整地携带，尤其是初次就诊时或者疾病情况发生明显变化时。

（2）生活用品。包括干净的脸盆、柔软的毛巾、吃饭用的碗筷等。此外建议准备一个大的水杯或水瓶，因为化疗后应大量饮水，促进化疗药物的排出。有的患者到了开饭时间但又不是很想吃饭，或者去检查耽误了吃饭时间，可以带个保温桶或保温饭盒，以保证患者进食温热的食物。

（3）卫生用品。比如卫生纸，防止呕吐时措手不及。还有柔软的牙刷、清爽的牙膏、温和的沐浴用品等，可在化疗期间保持患者身体和口腔清洁，给自己带来一份好心情。

（4）换洗衣物。建议住院之前根据住院时间长短准备两套换洗的衣物，考虑化疗患者免疫功能低下、出汗较多等，建议携带柔软吸汗的棉质衣物。此外现在医院病房都有淋浴的地方，条件好一些的医院还有独立的卫浴，建议大家备一双拖鞋。

住院物品不宜太多，适用就可以了，倘若携带不全临时购买亦可，但请大家务必把疾病诊治相关资料带上。

43. 为什么建议化疗患者深静脉置管

静脉化疗是肿瘤患者的主要治疗方法之一，临床上用于静脉化疗的药物多为生物碱制剂或细胞毒制剂，对静脉血管有较强的腐蚀性和刺激性。因此肿瘤患者化疗前，医生及护士会进行宣教并征求患者的意愿，要求行深静脉置管以保障化疗的顺利进行。

常有患者跟护士说"你就帮我打手上的静脉吧""我上次在××医院化疗打手没事的"，需要告诉大家的是，通过浅静脉进行化疗药的滴注，化疗药对静脉壁的刺激会让患者感到疼痛等不适，有的药物使用一次就会产生很严重的静脉炎。如果化疗药不慎经浅静脉渗出到周围组织，患者不仅会感到疼痛，有时还会出现诸如组织坏死等较严重的后果，这时处理起来就非常麻烦了。对于刺激性稍小的化疗药，偶尔通过浅静脉注射一次且没有渗漏，可能问题不大，但化疗不是一次两次就能完成的，时间长了还会出现静脉变细、弹性变差等问题，可能后续不能再使用这根血管进行输液、抽血等穿刺操作。

深静脉管腔较大，血流较快，因此经深静脉化疗给药后，化疗药对血管壁不易造成刺激作用或刺激很小而不会产生静脉炎，上述不良反应就会避免。当然，深静脉置管还可为肿瘤患者补液、营养、采血等带来方便。

在临床上，最常用来进行置管的深静脉是锁骨下静脉，其次是颈内静脉，当上述静脉穿刺困难或有禁忌时亦会采用股静脉。这些深静脉置管的操作通常都是由医生来执行的，风险及痛苦均相对较小，化疗患者可打消紧张焦虑情绪。

此外，除上述常规意义上的深静脉置管即中心静脉置管外，经外周静脉

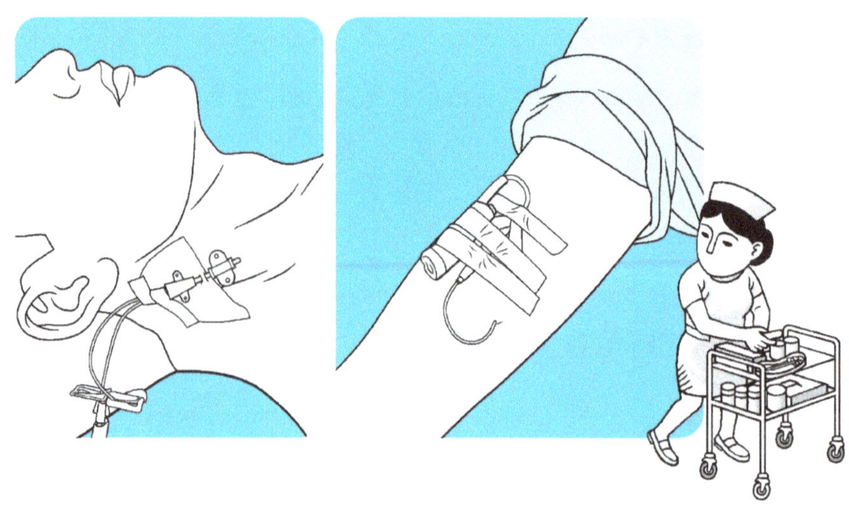

· 颈静脉穿刺置管（左）及经外周静脉穿刺中心静脉置管（右）术后外观 ·

穿刺中心静脉置管 (PICC)、输液港 (PORT) 亦属于广义的深静脉置管。一般来说中心静脉置管多为短期使用，PICC 和 PORT 宜用于中长期静脉治疗。

44. 经外周静脉穿刺中心静脉置管和输液港是什么

深静脉导管通常分外周中心静脉导管 (peripherally inserted central catheter, PICC)、静脉输液港 (implantable venous access port, PORT) 及隧道式导管 (Hiekmen) 等。目前在上海地区常用的两种深静脉输液方式为经外周静脉穿刺中心静脉置管 (PICC) 和静脉输液港 (PORT)。

PICC 即经外周静脉置入中心静脉导管，是经过肘部的静脉进行穿刺，沿血管走向直至上腔静脉的插管，适合长时间使用，临床验证其留置时间大于 3 个月 (国外有报道最长一年半)，避免了反复穿刺。不需局部麻醉，不需缝针，操作简单、安全、快捷，成功率高，减轻了患者的痛苦，患者置入 PICC 后，臂部活动不受限制，甚至可以洗澡。

PICC 经贵要静脉穿刺置管，PICC 导管经肱静脉、腋静脉、锁骨下静脉、头臂静脉，导管远端置于上腔静脉-右心房交界处。

PORT 是一种可植入皮下长期留置在体内的静脉输液装置，主要由供穿刺的注射座和静脉导管系统组成，可用于输注各种药物、补液、营养支持治疗、输血等，同时也可用于血样采集。简单来说就是在人体皮肤下埋入一个药盒，与药盒相连的导管远端置于上腔静脉内。输液时将专用针头扎入药盒内，连接输液器进行输液即可。

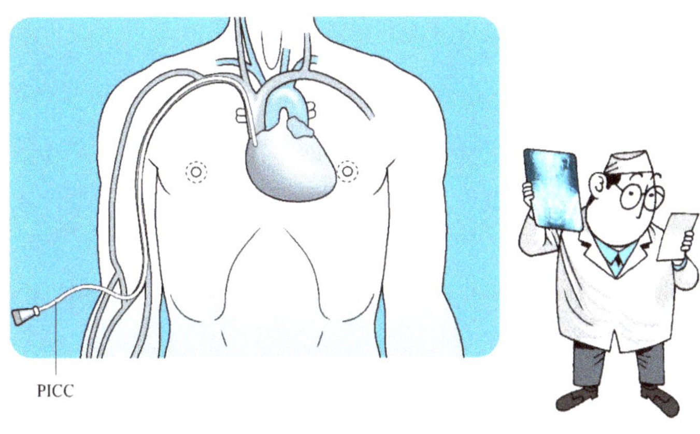

·PICC 示意图·

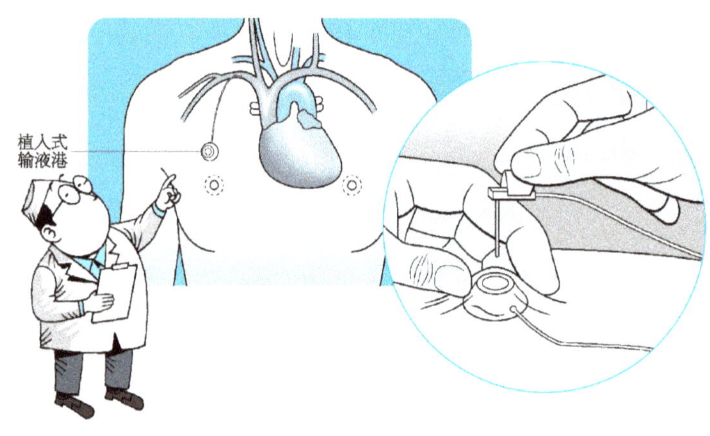

·PORT 示意图·

PORT经锁骨下静脉或颈内静脉穿刺置管，与导管经皮下隧道连接；采用无创式蝶形针经皮穿刺PORT开通输液通路。数字减影血管造影 (DSA) 透视下可见PORT与导管全程位置。

这两种装置均适合需要长期输液或化疗的患者，PICC操作简单、费用相对较低，PORT美观、方便，但操作复杂、费用较高，虽各有优缺点但均为方便、安全的方案。需要指出的是上述两种置管均需要经过专门训练的医生、护士才能完成，此外无论是PICC还是PORT都需要按照提示定期冲管及维护，一旦堵塞多半无法再通。

45. 什么是化疗泵

在病房中常会看到一些患者身上背着像奶瓶一样的小罐子，这是什么装置，哪些患者需要用到这种装置？

做过功课的肿瘤患者或家属可能会知道，周期性、特异性化疗药物，尤其是半衰期短、具有时间依赖性的化疗药物，如5-FU等，应用持续静脉化疗疗效高、毒性低已得到证实，要实现持续输注就需要上面提到的像奶瓶一样的化疗泵。

目前临床上使用较为广泛的化疗泵主要有两种：一种是便携式化疗泵，也是较为常用的"奶瓶"，另一种是微电脑全自动化疗泵。便携式化疗泵利用球囊弹性收缩均匀、定量地持续泵出药液，护士使用培训简单、操作方便，容易普及，且不需使用电源，节约成本，不产生噪声，不影响患者夜间休息。当然，这种化疗泵也有缺点，比如输注速度不能均匀控制，注药囊无准确刻度，较难估计剩余药量等。

另一种常用的化疗泵是微电脑全自动化疗泵，可恒速、均匀地泵入药物，化疗时间波动范围较小，可保持血药浓度恒定，确定化疗疗效，减轻毒副作用。当然，价格相对较贵，护士需要多次学习和熟悉过程，使用方便性不如"奶瓶"，这些可以算是微电脑全自动化疗泵的缺点。

其实化疗泵的一般工作原理有点类似水龙头，都是通过调节控制水流的大小，当然化疗泵相对水龙头而言精准很多，大家可以根据医生的建议和经济条件等因素综合考虑使用哪种类型。

化疗用药，你的疑问有答案了吗

"医生，目前最适合我的化疗方案是什么？"

"医生，化疗的疗效可以预测和评估吗？"

"医生，化疗期间可以同时使用中医中药治疗吗？"

化疗用药，安全有效是硬道理，也是大家普遍关心的问题，我们将在这里告诉您安全有效的化疗方案是怎么来的，告诉您可能会使用什么样的治疗方案。虽然此书无法让您实现自我制订化疗方案的梦想，但可让大家了解正在或即将接受的治疗，做到知己知彼，百战不殆。

46. 得了肺癌如何化疗

肺癌确诊后需要结合患者的临床分期、病理分型、全身状况等综合考虑确定治疗方案，常见的包括手术治疗、化疗、放疗、生物靶向治疗、介入治疗、中医中药、免疫治疗等。

化疗是早中期肺癌的辅助治疗方法，是晚期肺癌的重要治疗方案。在肺癌中，术前新辅助化疗指专科医生评估无法直接手术但有切除可能者先进行的化疗，一般化疗 2 个周期后再进行手术，目的是使病灶更容易切除及减少复发转移风险。肺癌术后辅助化疗的主要人群是分期 Ⅱ 期以上及有高危因素的 Ⅰ b 期患者。晚期肺癌患者出现了不同程度的淋巴结、胸腔或远处转移，化疗可达到全身绝大多数部位而实现对肿瘤的控制及杀伤。

以铂类为基础的两药联合方案是肺癌化疗方案的基础，已经大量临床试验证实且已成为指南推荐、临床诊疗规范。即选用铂类如顺铂、卡铂、奈达铂中的一种，联合另外一种化疗药形成联合化疗方案，比如培美曲塞＋顺铂、紫杉醇＋卡铂、吉西他滨＋奈达铂等。当然如果老年甚至高龄患者不能耐受联合化疗，亦可选择单药进行化疗，但疗效可能会受影响。

47. 得了乳腺癌如何化疗

手术是乳腺癌治疗的主要手段，化疗是重要手段。与其他实体肿瘤类似，根据不同目的，乳腺癌化疗亦可分为：术前新辅助化疗、术后辅助化疗、晚期姑息化疗。在乳腺癌的治疗中，除了少部分 Ⅰ 期患者不需要化疗外，几乎各期患者都需要化疗。

乳腺癌患者化疗的主要药物包括蒽环类（多柔比星、表柔比星）、生物碱类（长春瑞滨、长春新碱）、紫杉类（紫杉醇、多西他赛、紫杉醇脂质体、白蛋白紫杉醇）、抗代谢类（5-FU、吉西他滨、卡培他滨）、烷化剂（环磷酰胺）、铂类（顺铂、卡铂）。需要指出的是，乳腺癌是目前个体化治疗的"最佳践行者"，即根据分子分型制订不同的治疗方案。比如分子分型为 Her-2 阳性型的患者，化疗联合曲妥珠单抗的治疗要优于单药化疗。Luminal 型（包括 Luminal A 型和 B 型）的患者多半需要化疗联合内分泌治疗，需要指出的是，同时有内分泌治疗和化疗指征的患者，一般都是先化疗，后进行内分泌治疗，而不是同时进行，因为化疗和内分泌治疗同时进行会降低抗肿瘤的疗效。不过大家可以放心，肿瘤专科医生会结合患者具体情况制订化疗方案或者其他治疗方案。

48. 乳腺癌21基因检测与化疗有什么关系

　　王小姐是一名激素受体阳性的早期乳腺癌患者，手术治疗后面临是否化疗的困难选择。前面提到在乳腺癌的治疗中，除了部分Ⅰ期患者不需要化疗外，几乎各期患者都需要化疗。那么哪些早期患者可以不用化疗，哪些要面临艰难选择呢？

　　目前一般会推荐雌激素受体呈阳性、Her阴性且淋巴结未扩散的早期乳腺癌患者进行乳腺癌21基因检测。什么是乳腺癌21基因检测？它检测乳腺癌肿瘤组织中21个不同基因的表达水平，包含16个乳腺癌相关基因和5个参考基因，这项检测能够提供个体化的治疗效果预测和10年复发风险预测，最终目的是为患者的个体化治疗提供帮助。

　　乳腺癌21基因检测可提供更精确的资料让医生和患者更进一步了解肿瘤状况，有助于医生做出更精确的治疗判断。检测报告中的复发指数 (RS)，是一个介于0～100的数字，患者的复发指数越低，乳腺癌复发的概率也就越

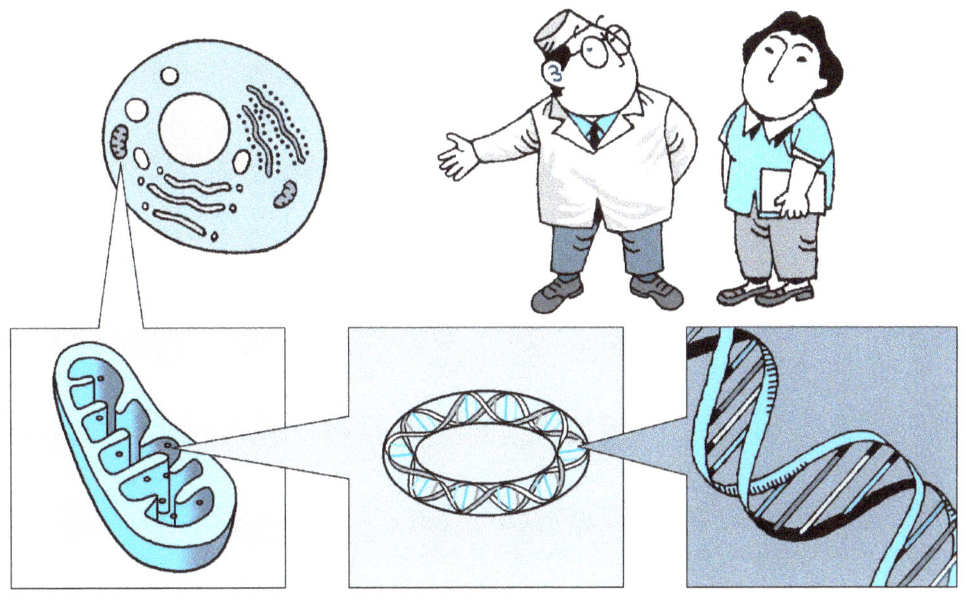

·基因检测有利于制订更精准的化疗方案·

低，同时预示患者越不容易在化疗中获益。检测结果为"复发风险评分"，分值为0～100，＜18分为复发低危，18～30分为复发中危，＞31分为复发高危。复发高危的患者采用辅助性化疗更有效。

当然低复发指数并不表示乳腺癌就不会复发，患者的复发指数越高，乳腺癌复发的概率越高，这些患者在化疗中获益的概率也同时增高。在激素治疗外加以化疗将有助于这类患者降低乳腺癌复发的概率。同样，高复发指数也不一定表示乳腺癌就一定复发。

什么时候使用乳腺癌21基因检测？应在患者接受手术（乳房肿瘤切除手术或乳房切除手术）之后，并在患者和医生做出治疗决定之前进行。乳腺癌21基因检测属于一种非侵入性检测，利用原来的手术或穿刺过程中取出的组织检测即可，无须再接受任何额外的刺穿便可进行该检测。

49. 乳腺癌化疗和内分泌治疗可以一起进行吗

化疗和内分泌治疗是乳腺癌治疗的重要手段，常有患者会问，反正内分泌治疗疗效不错且副作用较小，能不能一起使用，锦上添花？

乳腺癌常用的化疗药物有蒽环类、紫杉类、环磷酰胺、氟尿嘧啶类、吉西他滨、长春瑞滨、铂类等。常用的内分泌药物包括他莫昔芬、芳香化酶抑制剂[如非甾体类（来曲唑、阿那曲唑）和甾体类（依西美坦）]、孕酮类、雄激素、大剂量雌激素等。当然内分泌治疗还包括药物去势（LHRH）、手术去势、放疗去势等。

化疗和内分泌治疗是否可以联合使用？已经有大量研究表明，两者联合使用不仅不能增效，实现1+1＞2的目的，相反还会降低疗效，因此无论是他莫昔芬还是芳香化酶抑制剂均不建议联合使用。但近些年有研究表明化疗的同时使用内分泌治疗LHRH可以起到保护卵巢的作用，因此对一些年轻且有生育需要的乳腺癌化疗患者可酌情考虑联合，但目前临床上并未广泛使用。

由此可见，并不是两种疗效较好的治疗手段叠加在一起就会获得更好的疗效，也不是使用的手段越多越好，需要根据疾病特点、患者一般状况、药物特性等综合考虑，做出使患者获益最大的治疗选择。对激素受体阳性又需要化疗的患者，我们常建议序贯进行治疗，一般多先化疗，化疗结束后再进行内分泌治疗。

50. 食管癌的化疗方案有哪些

与欧美食管癌低发地区不同，我国食管癌以中、下段为多，其中鳞癌的比例高达90%以上。作为常见消化系统肿瘤之一，其治疗原则依然遵循明确分期后制订治疗方案，治疗方案包括手术、放疗、化疗、介入治疗、靶向治疗、免疫治疗、中医中药等。由于在中国没有较好的食管癌筛查体系，很多患者发现时分期已相对较晚，没有机会接受根治性手术，这部分患者中有的需要术前进行放化疗再手术，有的手术后需放化疗，有的晚期患者需要接受姑息化疗。此外，由于解剖位置特殊，对颈段及颈胸段食管癌也就是肿瘤位置比较靠上的患者无法进行手术，需要考虑放化疗。因此在食管癌中，化疗亦是重要的治疗措施之一。

很多食管癌的化疗方案与胃癌方案类似，但由于两者自身特点又存在不同之处，比如食管癌以鳞癌为主，胃癌以腺癌居多。目前绝大部分的联合化疗方案都是由单药治疗食管癌有效的药物所组成，部分与胃癌化疗方案类似，DCF（多西他赛＋顺铂＋5-FU）、ECF（表柔比星＋顺铂＋5-FU）方案、顺铂＋5-FU方案被认为是一线治疗食管癌的基本方案，对食管鳞癌有较好的疗效。此外，以铂类为基础，联合紫杉类、长春瑞滨、吉西他滨、伊立替康等形成的新型联合方案在食管动脉灌注化疗显示出较好的疗效。对Her-2过表达的食管腺癌，患者可以从曲妥珠单抗联合顺铂＋5-FU的治疗方案中获益。在术前新辅助化疗中ECF方案是标准治疗方案，在临床工作中部分患者采用DCF方案亦取得了不错的疗效。术后同步放化疗的患者常会采用以5-FU或卡培他滨为基础的方案。当然这些方案都是原则和标准，每个患者的情况不完全相同，需要医生根据实际情况制订个性化的化疗方案。

51. 得了胃癌如何化疗

我国作为胃癌高发国家，占每年世界新发病例的40%以上，胃癌早期诊断率仅为25%，大部分患者初诊时已发展到了晚期，无手术切除的机会，化疗在我国胃癌的治疗中具有非常重要的地位。与大部分肿瘤类似，胃癌化疗根据不同目的分为新辅助化疗、术后辅助化疗、晚期姑息化疗。

在新辅助化疗中，推荐ECF方案（表柔比星＋顺铂+5-FU）及其改良方案，时限一般不超过3个月，应及时评估疗效及不良反应，避免增加手术并发症。术后病理分期为Ib期伴淋巴结转移者、II期及以上患者可以从术后辅助化疗中获益，一般推荐氟尿嘧啶联合铂类的两药联合方案。姑息化疗可以缓解肿瘤导致的临床症状，改善生活质量及延长生存期，常用的药物有5-FU、卡培他滨、替吉奥、顺铂、表柔比星、紫杉类、奥沙利铂、伊立替康等。目前推荐化疗方案为单药、双药联合或三药联合，在晚期胃癌一线化疗中更倾向于双药联合或单药方案，对身体状况良好、能耐受更多不良反应的患者才考虑三药方案。与Her-2阳性食管癌、乳腺癌患者相同，Her-2阳性胃癌患者可以从曲妥珠单抗联合化疗的方案中获益。对于一般状况不是很好，无法耐受双药化疗的患者，医生常会建议单药化疗，比较常用的是替吉奥胶囊，由于疗效较好、口服方便等特点，更容易为大家所接受。

52. FOLFIRI、FOLFOX 化疗方案指什么

I期肠癌可通过手术或局部治疗根治；早中期的肠癌（II期至部分III期）多采用手术配合化疗和放疗等综合治疗方案；对于晚期肠癌，化疗对控制疾病进展、延长生存时间、提高生活质量具有重要意义。近年来转化治疗的概念在肠癌中得到了非常好的实践，部分患者也取得了非常不错的疗效。通俗地说就是对一开始没有手术切除指征的转移性结肠癌患者进行化疗，在化疗开始2个月后行手术指征的再评估，为具备手术切除条件的患者实施手术。目前常采用FOLFIRI或FOLFOX方案化疗，部分有靶向治疗条件的患者采用化疗联合靶向药物进行转化治疗。

FOLFIRI、FOLFOX这些让人看得满头雾水的字母缩写是什么意思？先来看看肠癌化疗的方案。其实肠癌的化疗方案并不多，如氟尿嘧啶类＋奥沙利铂和氟尿嘧啶类＋伊立替康。FOLFIRI即5-FU+伊立替康＋亚叶酸钙，FOLFOX即5-FU+奥沙利铂＋亚叶酸钙。在术后辅助化疗中一般使用5-FU单药、FOLFOX方案化疗。在晚期姑息化疗中，这两类方案均可作为一线化疗方案使用，研究表明这类患者两个方案使用下来的疗效差不多；当疾病进展换用二线时，如果一线用过方案A就换用方案B。

53. 肝癌化疗的特点是什么

　　我国是肝癌第一大国，发病率及病死率均较高。早期肝癌以手术切除为主，晚期肝癌目前有很多治疗方案，比如肝移植、肝动脉栓塞化疗、瘤内无水酒精注射、射频消融、氩氦刀及分子靶向药物治疗等。与很多肿瘤的化疗不同，肝癌化疗更多是用于晚期肿瘤的姑息化疗，包括全身化疗与局部化疗。对肝癌比较有效的化疗药物有顺铂、5-FU、多柔比星、丝裂霉素、奥沙利铂、吉西他滨、紫杉类等。

　　某些不宜行肝动脉介入治疗的中晚期肝癌和姑息性手术后患者可采用联合化疗方案，有一定疗效。一般认为单药疗效不佳而常采用的联合化疗方案有 FOLFOX 以及顺铂、奥沙利铂、吉西他滨联合 5-FU 的方案。局部治疗主要指肝动脉栓塞化疗，其在肝癌的治疗中具有重要作用，多采用化疗联合碘油混合栓塞，简单来说就是把给肿瘤供给营养的血管堵塞并加上化疗药局部治疗，主要用于不适合手术切除但病灶局限在肝脏的肝癌患者。常见的化疗药物包括顺铂、表柔比星、5-FU、羟喜树碱、丝裂霉素等。

54. 胰腺癌的化疗方案是如何形成的

　　胰腺癌是消化系统中恶性程度较高的肿瘤，发病率呈逐年上升的趋势，手术是唯一能治愈胰腺癌的手段，但是仅有 15%～20% 的患者在诊断时可以手术切除。胰腺癌术后化疗在北美、欧洲以及我国均是标准治疗，也就是说胰腺癌手术后的患者无论分期早晚均建议化疗，但是否在化疗基础上加用放疗，目前还没有明确答案。术后辅助化疗可以选择吉西他滨、5-FU 方案。

　　对晚期胰腺癌，单药、双药、三药方案均有使用，如果简单地说说胰腺癌化疗药物的发展史，大家对将使用的化疗方案到底是怎么回事就会有一个清晰的认识了。在胰腺癌化疗中最先采用的是 5-FU 单药化疗，后来吉西他滨出现了，发现同是单药使用，吉西他滨疗效更佳，因此吉西他滨成了不能切除的胰腺癌的标准一线治疗方案。亦有研究发现"联合作战"（含吉西他滨的联合化疗方案）比"单兵作战"（单用吉西他滨）疗效更佳，于是双药联合方案成了标准，通常是吉西他滨＋顺铂或吉西他滨＋氟尿嘧啶类，这也是目前胰腺癌常用的联合治疗方案。当然，随着药物的研发，含吉西他滨的联合方案也逐渐有了更多的选择，比如吉西他滨＋紫杉类等。在体能评分较好的患者中也会采用三药联合方案FOLFIRINOX（奥沙利铂＋伊立替康＋亚叶酸钙＋5-FU），这个方案的不良反应会严重些，因此临床上能耐受的患者并不是很多。

55. 膀胱灌注化疗是什么

几乎所有肿瘤都得根据分期决定治疗措施，部分肿瘤分期的一个重要考量因素就是肿瘤浸润深度，在这一点上膀胱癌似乎更加突出。说肿瘤的浸润深度大家可能不容易理解，我们知道像胃、肠这些脏器是分层的，并不是均匀组成的，同样，膀胱以肌层为分界，侵犯较浅分层的患者手术是主要手段，侵犯较深的需要手术联合放疗、化疗。在膀胱癌中无论是新辅助化疗、术后辅助化疗还是姑息化疗，肿瘤均对铂类化疗药比较敏感，也就是说多会采用含铂类方案化疗，常见方案包括GC方案（吉西他滨＋顺铂）、MVAC方案（甲氨蝶呤＋长春碱＋多柔比星＋顺铂），这两个方案疗效均可，但GC方案不良反应较轻，因此更为常用。此外紫杉类药物亦是膀胱癌的有效药物，包括紫杉醇、多西紫杉醇等，主要用于二线化疗方案。膀胱癌种比较特殊的治疗方法是常进行膀胱灌注化疗，是通过导尿管向膀胱内灌注高浓度化疗药物的一种措施。膀胱癌经尿道膀胱肿瘤切除术（TURBT术）切除以后，如果不进行后续的灌注化疗，60%～70%的患者最终会复发，而膀胱灌注化疗可使复发率降低至20%～30%。常用的药物包括塞替派、丝裂霉素、羟喜树碱、多柔比星等。

56. 前列腺癌如何进行化疗

与书中介绍的很多肿瘤不同，局限期甚至局部晚期的前列腺癌，主要考虑手术、放疗、内分泌治疗等治疗手段，对转移性前列腺癌患者多半采用内分泌治疗或结合手术、药物去势。全身化疗主要用于激素抵抗性前列腺癌，针对那些二线内分泌治疗无效或治疗期间病变继续发展的患者。以多西他赛为基础的化疗是目前的一线治疗选择，临床上常使用多西他赛联合泼尼松、多西他赛联合米托蒽醌等方案治疗。大量文献的回顾及临床研究表明，对于转移灶较多，特别是有内脏转移的激素敏感性前列腺癌，多西他赛化疗通常使用至少6个周期；对于去势抵抗性前列腺癌的治疗，化疗至少10个周期。当然，如果患者一般情况允许、能够耐受化疗的毒副作用，并且疾病没有进展，更加积极的治疗也就是更加长程的化疗亦是可以接受的。倘若上述方案无效，目前尚无标准的后线治疗方案，可选用该患者未使用过的其他对前列腺癌有效的化疗药物，此外近年来一些新药的出现，比如卡巴他赛(cabazitaxel)、沙铂(satraplatin)、伊沙匹隆(ixabepilone)等，为这部分患者的治疗带来了希望。

57. 绒毛膜癌是什么，如何治疗

绒毛膜癌是可以通过化疗完全治愈的恶性肿瘤。因为发病率不算高，大家对它可能不是特别熟悉，我们先来简单看看这是什么病。妊娠性绒毛膜癌是一种高度恶性的肿瘤，早期即可通过血行转移至全身，最常见部位依次是肺、阴道、脑、肝，可造成组织器官破坏，引起出血坏死。约50%继发于葡萄胎(葡萄胎清宫术后1年以上)，其余由流产和正常妊娠而来，大约各占25%，少数发生于异位妊娠后。所以处于生育年龄的女性尤其要注意。

与很多恶性肿瘤不同，绒毛膜癌的治疗原则以化疗为主、手术为辅，化疗几乎已完全替代了手术。医生会根据患者的疾病分期，选择合适的化疗方案。Ⅰ期通常用5-FU(氟尿嘧啶)、MTX(甲氨蝶呤)、ACTD(放线菌素D，更生霉素)等单药治疗，Ⅱ～Ⅲ期宜用联合化疗，比如5-FU和ACTD联合是治疗绒毛膜癌的最佳方案；Ⅳ期或耐药病例则用EMA-CO方案(ACTD+MTX+VCR+CTX+VP16)。EMA-CO化疗方案疗效不错，但需要注意的是EMA-CO方案中化疗药物达5种之多，还要配备2种解毒药物，化疗步骤非常烦琐，MTX用药剂量较大，24小时后必须准时迅速解毒，不能耽搁、不能有误。一般认为化疗需持续到症状、体征消失，HCG每周测定一次，连续3次在正常范围后，再巩固2～3个疗程。

值得注意的是，虽然绒毛膜癌的化疗疗效较好，手术治疗已不如过去重要，但是在有些情况下，如病灶大、化疗不能完全治愈或治疗过程中HCG下降缓慢者，以及子宫穿孔、肝内转移灶出血等患者，手术仍然是治疗绒毛膜癌的重要方法。

58. 常用于卵巢癌化疗的方案有哪些

  手术是卵巢癌最重要的治疗方法，应首先进行手术，除非临床估计肿瘤不能切除或有手术禁忌证。但多数情况下，手术难以将卵巢癌原发灶及转移灶切除干净，特别是细小的颗粒结节种植。而卵巢癌大多对化疗有较好的反应，因此化疗在卵巢癌的治疗中占有重要地位，对提高卵巢恶性肿瘤的治疗效果起到积极的作用，常用于术前、术中及术后。国内外目前常用的化疗方案有PC方案（铂类药物＋环磷酰胺）以及PAC方案（铂类药物＋环磷酰胺＋多柔比星），由于多柔比星对心脏的毒性太大，且去除多柔比星对患者的预后没有负面影响，因此目前常使用PC方案而较少使用PAC方案。后来研究人员发现紫杉醇联合顺铂（TP方案）治疗卵巢癌的效果更好，因此也将TP方案作为国内患者的一线治疗方案。在卵巢癌的治疗中，卡铂的疗效不亚于顺铂，因此也常将上述方案中的顺铂更换成卡铂，比如紫杉醇＋卡铂方案。二线化疗中常用的有VBP（长春碱＋博来霉素＋顺铂）、VAC（长春新碱＋放线菌素D＋环磷酰胺）、DC（多西紫杉醇＋卡铂）、TI（紫杉醇＋异环磷酰胺）、TIP（紫杉醇＋异环磷酰胺＋顺铂）、TG（紫杉醇＋吉西他滨）等方案，亦有患者使用多西紫杉醇、紫杉醇单药治疗。

59. 宫颈癌化疗常用什么策略

  宫颈癌是最常见的妇科恶性肿瘤，近来宫颈癌的发病有年轻化趋势。由于宫颈癌的转移主要是直接蔓延和淋巴转移，所以早中期患者的治疗以手术为主，晚期患者以放疗为主，宫颈癌的化疗主要用于晚期或复发转移的患者。近年来亦常将化疗作为手术或放疗的辅助治疗，多采用联合化疗。对宫颈癌较有效的药物有环磷酰胺、氟尿嘧啶、博来霉素、丝裂霉素、多柔比星、甲氨蝶呤、顺铂等。在各种化疗药物中，顺铂是治疗宫颈癌应用最广和比较有效的药物，因此宫颈癌的化疗方案中一般均含有顺铂。此外，宫颈癌对放疗比较敏感，顺铂可进一步增加肿瘤对放疗的敏感性而产生更好的疗效，这就是放疗时常会同时使用顺铂的原因。近年宫颈癌的化疗有了很大的发展和进步，化疗除了用于晚期或复发转移的患者，在新辅助化疗中亦有应用，主要是用于原发肿瘤直径较大但仍有切除可能的患者，可以在手术前先进行化疗，使肿块缩小后再手术，这样手术切除的可能会大大增加，术后的复发转移概率也会降低。比如王阿姨因为阴道出血去医院检查，发现一个大小约6 cm的肿块，没有远处转移，但侵犯了一小部分阴道，医生制订了先化疗再手术的方案，2个周期化疗后肿块缩小至3.8 cm，再次评估后进行了手术，术后恢复良好，定期随访观察治疗效果满意。

60. 针对恶性黑色素瘤如何化疗

恶性黑色素瘤常见于暴露的皮肤，亦出现于甲床、黏膜、眼睛等少见部位，恶性程度较高，易发生区域淋巴结转移和肝、肺、骨等远处转移。对于早期患者，手术是首选治疗方法，但对于无法手术的患者或手术后复发转移的患者，化疗、生物免疫治疗、靶向治疗是重要治疗手段。

对无BRAF、c-Kit突变及不适合使用大剂量IL-12、ipilimumab和（或）nivolumab等免疫治疗的患者可以选择化疗，但总体有效率偏低。恶性黑色素瘤常使用的化疗药物包括达卡巴嗪、替莫唑胺、铂类、亚硝基脲类、长春碱、紫杉类、吉西他滨等。这里简单介绍下恶性黑色素瘤化疗常用但不大为普通老百姓熟知的两种药物。临床上最为常用的达卡巴嗪，能对肿瘤细胞RNA、蛋白质起抑制作用，是常用且相对有效的一线用药。福莫司汀为亚硝基脲类药物，是对血脑屏障和细胞壁穿透性很强的药物，也是治疗恶性黑色素瘤疗效较好的一线用药。当然若患者身体情况良好，一般采用双药联合化疗，疗效优于单药，比如达卡巴嗪+顺铂方案等。对于疾病进展，需要进一步治疗的患者，目前有不少证据证实使用含吉西他滨的化疗方案可以获益。

61. 软组织恶性肿瘤化疗常用药物有哪些

软组织肿瘤是起源于间叶组织，位于软组织内的肿瘤，如肌肉、韧带、骨膜、脂肪等。良性者称为瘤，恶性者称为肉瘤。肉瘤可起源及发生于身体的任何部位，最常见的是四肢、躯干、腹膜后和头颈部的软组织。

原发肿瘤的治疗方法为手术治疗，加或不加放疗、化疗。尽管软组织肉瘤有很多类型，但它们对标准化疗方案的反应几乎无差别。多柔比星是重要的化疗药物，几乎是所有联合化疗方案中的关键药物；环磷酰胺、异环磷酰胺亦通常在一线联合方案中使用。需要指出的是，在使用异环磷酰胺时必须充分水化、碱化，以减少肾脏毒性，预防中枢神经系统毒性。

相对于一线治疗，软组织肉瘤的二线治疗有效率较低，目前使用较多是的异环磷酰胺，大剂量异环磷酰胺对低剂量联合化疗无效的患者有一定效果。此外，吉西他滨及甲氨蝶呤亦是二线治疗的有效药物，有研究表明吉西他滨和多西紫杉醇联合方案较吉西他滨治疗，患者可从中获益。当然，对多柔比星、异环磷酰胺或吉西他滨及多西紫杉醇无效的患者可以考虑进入临床试验，或许可以从中获得有效治疗。

62. 得了骨肉瘤如何化疗

骨肉瘤发病的高峰年龄为15 ～ 25岁，对这么年轻的一群孩子来说手术治愈的同时还能保住肢体是所有人的愿望。令人欣喜的是现在90%的肢体骨肉瘤患者都可成功保肢，这个功劳除了外科手术技艺的精湛更多要归功于化疗。同时应用新辅助化疗及辅助化疗后肿瘤患者的5年生存率已由以前的20% ～ 30%上升到60% ～ 70%。

骨肉瘤的术前化疗推荐药物为多柔比星、顺铂、大剂量甲氨蝶呤和异环磷酰胺，一般均采用联合给药，术前化疗用药的时间为1 ～ 2个周期或1 ～ 2个月。对化疗的疗效医生会进行评估，主要参考临床、影像学表现和化疗坏死率等。手术的患者经过化疗疗效评估，如果术前对化疗敏感者可维持术前化疗药物种类和剂量强度，不敏感者需加大剂量强度或加用二线药物，比如紫杉醇、依托泊苷、VEGF拮抗剂等。对发现时已较晚，无手术机会的患者可直接采用一线治疗，也就是上面提及的骨肉瘤化疗有效药物长春碱类、多柔比星、顺铂、大剂量甲氨蝶呤和异环磷酰胺等组合，比如医生口中常说的VIDE、IE、AP方案等。在二线治疗中，紫杉醇、依托泊苷已被证实对肿瘤控制有不错的疗效。

63. 头颈部恶性肿瘤采用什么方案化疗

头颈部具有复杂的解剖结构，通常认为头颈部鳞癌是一个整体，头颈部癌的转移方式也很类似，很多都是局部病灶直接侵犯邻近结构、区域淋巴结转移，肺转移较骨、肝转移常见。当然不同肿瘤的生物学特性和临床表现不同，在制订综合治疗计划时要充分考虑这些差异，但一般治疗原则类似。比如小病灶无区域侵犯通常进行手术治疗或放射治疗；诊断时原发肿瘤较大伴淋巴结转移通常进行联合治疗。最初不可手术切除的病例很难转变为可切除病例，大多数患者将从联合放化疗中获益。

化疗在头颈部癌种的治疗中具有多种作用，常用于局部复发和远处转移患者的姑息治疗，同步放化疗中的放疗增敏剂，也可用于术前新辅助化疗或者术后辅助化疗。在复发转移头颈部癌的患者中，和最佳支持治疗相比，化疗可明显改善生存期。顺铂是很多头颈部癌化疗的基础药物，但不主张单药使用。紫杉醇及多西紫杉醇亦是头颈部恶性肿瘤的一线用药。甲氨蝶呤、氟尿嘧啶、异环磷酰胺、博来霉素、吉西他滨是已被大量临床研究和实践经验证实的有效药物，此外蒽环类抗生素多柔比星和米托蒽醌在鼻咽癌治疗中，尤其是一般状况较好的年轻患者中治疗有效。

64. 原发灶不明的转移癌怎么进行化疗

在新诊断的肿瘤患者中，尽管进行详细的治疗前评估，仍有5% ～ 10%的患者原发灶不明，给临床诊断及治疗带来了一定的困难。据报道，原发灶不明的转移癌患者中位生存时间仅6 ～ 9个月，但如果给予合适的治疗，部分患者仍可能获得较好的治疗效果。

原发灶不明的转移癌患者最初的评估应包括全面的病史询问及实验室化验、内镜及影像学检查等。其中，明确肿瘤的组织学类型对治疗十分重要，也就是说，要尽可能取得转移病灶的组织进行病理检查及分子生物学检测明确肿瘤类型，以指导治疗方案。常见的病理类型包括腺癌、鳞状细胞癌和低分化癌、恶性黑色素瘤等以及相对少见的恶性淋巴瘤、生殖系统肿瘤、神经内分泌肿瘤等。

原发灶不明的转移癌以腺癌及鳞癌多见，对有症状或进展期病变的患者应给予化疗。主要采取以顺铂为基础的联合化疗，紫杉类药物对这类患者也具有一定价值。神经内分泌癌局部病变不常见，转移病变亦常采用以顺铂为基础的联合化疗方案，如目前临床常用的顺铂＋依托泊苷或伊立替康＋顺铂。

65. 得了多发性骨髓瘤都要化疗吗

与很多肿瘤不同，多发性骨髓瘤患者诊断后并不是都需要治疗。对于无症状的患者，化疗的益处不明显，对有症状的患者，化疗是重要的治疗手段。当然考虑骨髓移植和不考虑骨髓移植的患者化疗方案不全相同，患者移植前采用的化疗方案，主要包括硼替佐米（万珂）为主的方案、来那度胺为主的方案、沙利度胺为主的方案，诱导化疗到平台期即可停止，考虑移植。对非移植患者的诱导化疗，美法仑联合泼尼松方案是最早的标准方案，随后随着硼替佐米和沙利度胺在多发性骨髓瘤治疗中的应用，患者的生存时间得到了进一步提高，目前常用的标准治疗方案是美法仑＋泼尼松＋沙利度胺。当诱导化疗患者进入平台期也就是疾病的稳定控制期后，移植患者多采用来那度胺、沙利度胺进行维持治疗，部分患者亦会采用沙利度胺＋泼尼松维持；对平台期非移植患者因化疗维持未给患者带来明显获益，目前不建议进行维持化疗。

在多发性骨髓瘤化疗中患者问得最多的一个问题是自己是否适合化疗药联合万珂使用。先前的观点认为只有具备高危因素的那些患者才可以从万珂联合化疗中获益，但随着研究的深入，对新诊断的多发性骨髓瘤患者，如果经济条件允许，是应该考虑用万珂的，因为该药可以明显提高治疗的有效率。

66. 得了淋巴瘤如何化疗

淋巴瘤是一大组复杂的淋巴造血系统恶性肿瘤的总称，因此有各种各样的分型及分类。为避免讲得多而泛泛，这里主要和大家聊聊临床上较常碰到的弥漫大B细胞淋巴瘤。一直以来CHOP方案化疗在弥漫大B细胞淋巴瘤一线治疗中的地位都未动摇，也就是环磷酰胺＋多柔比星＋长春新碱＋泼尼松的方案，只是在CHOP用法上有些变化。当然对于CD20阳性的患者采用利妥昔单抗联合CHOP方案化疗的疗效已得到证实和公认。笔者曾收治过一例弥漫大B细胞淋巴瘤患者，对R-CHOP方案（利妥昔单抗联合CHOP方案）的反应性非常好，但由于经济原因不能长期使用利妥昔单抗，每次停止使用利妥昔单抗后肿瘤很快就进展，加上该药后又能得到很好的控制，是临床上一个比较有特点的病例。

总体而言淋巴瘤的治疗效果相对较好，但仍有一些复发患者需要进一步治疗，在这些患者中50%的人对传统化疗方案仍然敏感。传统二线化疗方案为DHAP方案（顺铂＋阿糖胞苷＋地塞米松）、ICE方案（异环磷酰胺＋卡铂＋依托泊苷）、EPOCH方案（依托泊苷＋长春新碱＋吡柔比星＋环磷酰胺＋泼尼松）、MINE方案（异环磷酰胺＋美司钠＋米托蒽醌＋依托泊苷）等。近年来有些学者将吉西他滨、奥沙利铂应用于淋巴瘤的治疗亦取得了较好效果，已写入指南，成为临床可选方案。

67. 白血病化疗的原理是什么

白血病，又称"血癌"。简单来说，血细胞从骨髓中生成，再到血管当中，要经历一个成熟的阶段。白血病就是由于血液中存在着大量尚不成熟、处于幼稚阶段的血细胞，这些细胞逐渐取代了正常的造血细胞，使红细胞、白细胞等无法正常地产生和发挥作用。得了白血病如何化疗这个话题很大，因为白血病分型和预后分层复杂，因此没有千篇一律的治疗方法，绝大部分患者进行的是综合性治疗，包括化疗、放疗、分子靶向治疗、免疫调节、造血干细胞移植、支持治疗等。

在白血病的治疗中，化疗是非常重要的治疗手段，它是分阶段进行的。最先采用足够量的化疗药物，以尽快将患者体内的白血病细胞杀死，使骨髓检查恢复正常，称为诱导化疗。白血病的化疗包括诱导分化剂全反式维A酸和小剂量阿糖胞苷 ± 小剂量阿柔比星等，其所起的作用就是促进尚不成熟的血细胞成熟或让它们加速凋亡。后续清除残余的、常规检查方法无法发现的白血病细胞，称为缓解后治疗，主要是为了减少复发，争取长期生存。

68. 化疗方案是如何选择的

每位肿瘤患者都希望接受较好的治疗，取得最佳疗效，化疗方案的合理选择对肿瘤患者来说至关重要。但各种肿瘤各具特点，患者的身体情况亦各不相同，抗肿瘤药纷繁复杂，且不断有新的化疗药被研发，制订合理的化疗方案成了治疗的关键。合理的化疗方案包括用药时机、药物的选择与配伍、药物的剂量、疗程间隔等。

许多化疗方案都是从大量病例研究中总结出来的安全、有效的方案，那么肿瘤专科医生对此是如何进行选择的？医生首先会明确患者的诊断及分期，这对药物的选择、预测治疗结果的优劣及制订整个治疗方案均具有决定性意义。需要重点指出的是除临床、影像学诊断明确但无法取得病理的少数特殊病例外，所有化疗患者均要求有组织学或病理学诊断。此外医生还会了解患者的一般健康状况，在药物的选择及剂量安排上会考虑患者具体的身体状况及重要脏器的功能。在熟悉既往治疗情况后医生会根据上述情况确定治疗目标，决定是做根治性化疗还是姑息性化疗，是术后化疗（辅助化疗）还是术前化疗（新辅助化疗）。总之医生会根据患者自身的情况制订合理的化疗方案，兼顾有效性、不良反应、患者的经济承受能力等诸多因素。

69. 为什么看了不同医生给出了不同的方案

仔细研究过肿瘤治疗指南的患者及家属会发现，同疾病、同分期会有多个化疗方案可选，医生在众多化疗方案中如何选择，是随便从中选择一个吗？肯定不是！记得笔者的老师曾讲过一个非常经典的原则——看指南，看有效！比如在肺鳞癌中，除了铂类，吉西他滨、长春瑞滨、多西他赛在一线治疗中均可选，不同的医生可能就会给出不同的选择。这几种药物在指南推荐中地位是差不多的，换言之就是大量研究说明它们疗效相近，需结合患者实际情况进行选择。当然，检验方案优劣最直接的方法就是影像学疗效评估，化疗2个周期后可以分析所选方案是否有效、安全。

一般情况下不同肿瘤专科医生给出的化疗方案会相同或类似，但考虑侧重点可能会不同，比如对化疗药的熟悉程度、医院配备的肿瘤药物、患者家庭经济条件等，有时化疗方案会出现细微差别，但均有选择某个方案的充分依据。比如1床的老张和2床的老李都是晚期肺癌患者，老张选择的是紫杉醇＋卡铂的化疗方案，而老李选择的是培美曲塞＋顺铂的方案，这样的选择是否合理？显然，这两个方案都是一线肺癌的化疗方案，也就是说都可以选择。为什么老张选择紫杉醇＋卡铂？因为考虑联合抗血管新生靶向性药物的治疗，紫杉醇为主的化疗和抗血管新生的贝伐珠单抗（安维汀）是非常好的搭档。而老李一般情况不佳，且因家庭经济原因不考虑使用抗血管新生靶向性药物，因此选择了毒副作用相对较小的以培美曲塞为主的化疗方案。

70. 化疗药物的剂量是如何确定的

与化疗方案用药类似，化疗药物剂量并非肿瘤专科医生一拍脑袋想出来的，亦不是想用多少就用多少，而是由大量科学研究和临床实践得出的使患者最大获益的剂量。细化到每名患者，药物剂量是如何确定的？为什么有的患者用 120 mg 顺铂，有的患者只用 100 mg？为什么每次化疗前医生均会和患者核实身高及体重？

因为绝大多数化疗药物剂量的确定通常需要明确一个参数，那就是体表面积，按照公式根据身高、体重、性别进行计算，可简单地理解为体脂对药物分布的影响，一般来说体表面积大者需要的药物剂量较大。因此很多体格强壮的患者经常自己开玩笑，"你看，个头大，用药都比别人多一两支"。当然有些药物是根据肌酐水平、体重计算的，这由药物自身特性决定，比如卡铂等。在此基础上，肿瘤专科医生会结合患者的营养状况、既往化疗后血常规、肝肾功能等情况适当调整剂量，尽量做到精准。

71. 为什么化疗时间一般都是 21 日

有的化疗方案是周疗，也就是每周一次，肠癌化疗方案一般为 2 周一次，但更多的化疗方案是 21 日为一个周期。很多恶性肿瘤应用联合化疗方案进行治疗，其方案的制订包括药物选择、剂量确定、用药周期，需要考虑化疗药物的药理作用特点、毒副作用及人体恢复周期。

化疗药作用于某个细胞周期，影响细胞的正常生长，而细胞分裂是有周期的，所以一个化疗周期的时间长短有具体要求，不同药物化疗周期不同。

此外，大多数联合化疗方案是根据细胞毒药物损伤骨髓后，骨髓功能恢复的动力学所设计的。细胞毒药物损伤后造血系统可在 8 ～ 10 日内向外周血输送成熟血细胞。化疗引起的白细胞、血小板降低的低谷通常出现在第 9 ～ 14 日，后逐渐恢复，绝大多数患者在 21 日内可完全恢复。多次接受化疗或放疗的患者，往往需到第 28 日或更长时间方能完全恢复。这就是绝大多数化疗方案以 21 日为一个周期的原因，其目的是让化疗药物更有效地杀伤肿瘤，并让患者的身体有短时间的休整，待骨髓功能恢复正常水平后，再迎接下一周期的治疗。这也同时回答了"预定化疗时间没到，我可以提前化疗吗？"

显然不能，需要给身体一个足够喘息的时间。那么，有的患者化疗后出现白细胞降低等不良反应，以及出现了感冒、发烧，或床位紧张暂不能安排入院，在预定化疗时间不能按时进行化疗，延迟了几天会影响疗效吗？一般来说如果因特殊情况仅延长几天对疗效不会有很大影响，但如果多个周期均出现化疗延迟，疗效将会受到影响，医生会分析原因并采取相应措施以保证化疗的顺利进行。

最后，告诉大家21日该怎么计算，是从注射化疗药物的第1日算起至21日。举个例子，2016年9月1日进行了多西他赛联合顺铂的方案化疗，21日后即到2016年9月22日将进行下一周期的化疗。

72. 什么是节拍化疗

1971年美国哈佛医学院Folkman教授首次大胆地提出抑制肿瘤血管新生可以抑制肿瘤组织持续生长转移的假说，随着研究的深入，发现如果能够连续性给予低剂量的化疗药物，可能通过有效抑制肿瘤血管生长而控制肿瘤。加拿大多伦多大学学者Kerbel提出了节拍化疗（metronomic chemotherapy）的概念，指采用低剂量化疗药物，即相当于常规剂量的1/10～1/3，不间断、持续性或高频率（每周1～3次）给药，以肿瘤内活化内皮细胞为治疗靶点的化疗模式。由于节拍化疗给药频繁，靶标主要是肿瘤内活化的血管内皮细胞，而不再是肿瘤细胞。

由于给药剂量降低，节拍化疗具有低化疗毒副作用、低耐药性、方便长期给药、低治疗费用等优点。目前节拍化疗常用的药物包括替加氟、卡培他滨、环磷酰胺、甲氨蝶呤等。

当然节拍化疗存在何种肿瘤适合行节拍化疗、何种药物可以用于节拍化疗以及用药频率和剂量等问题，每位肿瘤专科医生的用药经验不一样，因此采用的策略不同，目前并未作为一种主流的化疗方法使用。相对于其他癌种，目前在晚期乳腺癌治疗领域中节拍化疗的探索非常多，且有着不错的疗效及耐受性。

以门诊看过的一例老年晚期乳腺癌患者为例，患者为Luminal B型乳腺癌，术后化疗＋放疗＋内分泌治疗后出现了骨、肺转移，经历了含紫杉醇、吉西他滨、长春瑞滨等的化疗方案，均很快出现进展。考虑到患者老年、既往多线化疗效果不佳，经过充分沟通给予卡培他滨＋复方环磷酰胺片口服的节拍化疗模式，疾病控制良好。

73. 化疗需要几个疗程才合适

这个问题是很多患者及家属非常关心的，绝大多数患者都希望能早点结束化疗。客观来说，化疗周期数没有固定答案，因为化疗目的不同、癌种不同，所需要的疗程数也不同。

新辅助化疗一般为4个周期，辅助化疗一般为4～8个周期，进展期肿瘤化疗常无明确疗程数，原则上只要化疗有效且未出现不能耐受的副作用可一直化疗。比如肺癌术后辅助化疗常为4～6个周期，胃癌、肠癌术后辅助化疗一般为半年。但这只是普遍原则，不同癌种、不同分期、是否存在高危复发转移危险因素、患者身体状况、家庭因素等均会影响化疗计划的制订。肿瘤专科医生会对每位患者进行综合评估后给出合适的方案，并在治疗过程中出现变化时及时调整。以肺癌为例，目前认为对有高危因素的 Ib 期患者推荐4个周期，如果T分期较晚、淋巴结有转移的 Ⅱ、Ⅲ 期患者术后常建议化疗6个周期。

当然化疗的疗程也并不是越多越好，因为化疗后剩余的耐药癌细胞即使延长数周期也很难被杀灭，且化疗的副作用逐渐增加，因此对绝大多数患者来说做一定周期数的化疗就可以了，以避免增加痛苦和经济负担。

74. HBV 感染者在肿瘤化疗期间为什么要抗病毒治疗

我国是乙型肝炎病毒 (HBV) 感染的高流行区，常有肿瘤合并乙型肝炎的患者，当这些患者化疗时要进行抗病毒治疗吗？抗肿瘤药可抑制体内的免疫系统，诱发乙肝病毒复制，使乙肝活动，包括在 HBV DNA 阴性的病毒抑制期的感染者。笔者曾经在学术会议上见过一个病例报道，患者体内并无病毒复制，仅为 HBeAb、HBcAb 阳性，在化疗过程中亦出现了乙肝的暴发。

慢性乙肝复发后常导致不同程度的肝损害，给化疗和其他治疗带来困难。此外肿瘤化疗的 HBV 感染者，如果发生肝功能异常，经常不易分清是抗肿瘤药物引起的肝损伤还是乙型肝炎复发引起的肝损伤，这两者的处理措施有很大差异。

因此接受肿瘤化疗的患者治疗前需要进行乙肝标志物的检测。化疗期间除需要监测肝功能外，对HBsAg阳性的患者还需要评估HBV DNA。目前通常以HBV DNA水平作为再激活的标志：HBV DNA阳转，或HBV DNA升高10倍以上或其绝对值 $> 10^9$ 拷贝/ml。

此外，慢性乙肝病毒感染者即使肝功能正常，在肿瘤化疗期间为了防止药物诱发的乙肝活动，可先使用抗病毒药物，达到"先发制病毒"的目的，以免乙肝病毒乘虚作乱，造成严重后果。

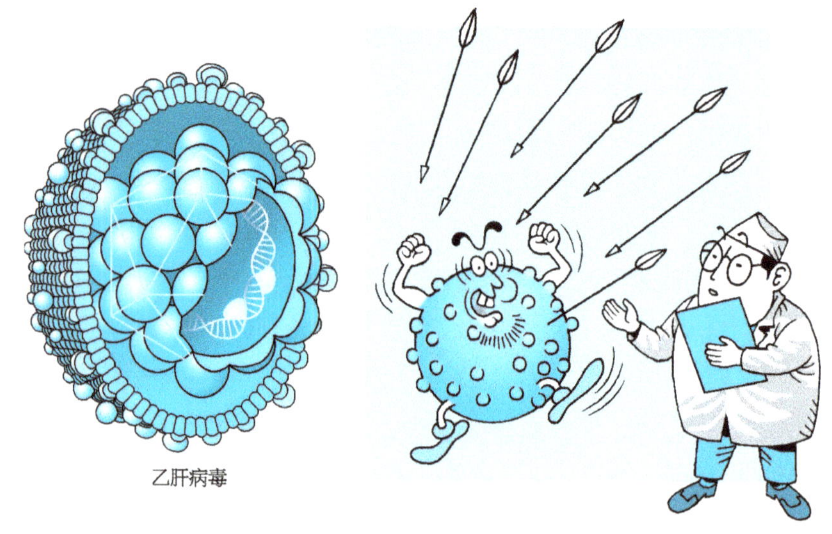

·乙型肝炎患者化疗前需要进行抗病毒治疗·

75. 为什么有的化疗患者要做基因检测

病友间经常会交流，看到有的患者在做基因检测而自己没做，常会问医生为什么别人做而自己不做。

从科学的角度分析，肿瘤是一种复杂多样的疾病，在分子遗传上具有很大异质性，即便临床表现相同的患者，他们体内基因改变的情况也可能存在着巨大的差异，这种分子水平上的差异直接导致了不同患者对临床治疗反应的不同，这里的临床治疗反应包括治疗效果及不良反应。简而言之，临床上安排基因检测的主要目的是预估患者是否能够耐受某种药物及其是否有效。

　　并不是每位患者均需要基因检测，目前临床上考虑分子靶向治疗的患者做基因检测的比例高些。但很多化疗药是多靶点药物或者靶点不明确，因此应用于临床的疗效预测、不良反应预测指标较少。

　　下面将化疗前常做的基因检测简单罗列，供大家参考。① 使用伊立替康前会进行 *UGT1A1* 基因检测，可以根据结果预判腹泻发生风险从而调整用药剂量。② 盐酸吉西他滨联合顺铂方案的疗效与 *ERCC1* 和 *RRM1* 两个基因表达呈高度负相关性，换句话说如果这两个基因表达比较高可考虑更换其他方案。③ 使用多西紫杉醇和长春碱［多西他赛（泰索帝）］这类抗微管类药物可检测 *TUBB3* 基因，如果表达低则效果好，反之则不敏感。不过 *TUBB3* 基因表达特别低的患者，药物毒副作用会较大。④ 依托泊苷和 *TOP2A* 基因表达呈负相关性，如果 *TOP2A* 低表达则说明疗效可能会较好。

76. 化疗可以同时使用唑来膦酸抗骨转移吗

　　这是很多出现骨转移的化疗患者常会问的一个问题。唑来膦酸是第三代双膦酸盐，是能特异性地作用于骨的药物，它能抑制骨破坏及骨吸收，其抗骨吸收活性是氯膦酸二钠（第一代双膦酸盐）的 2 000 倍，具有改善骨质和减少骨折、疼痛、脊髓压迫、高钙血症等骨相关事件的作用，因此常用于抗骨转移的治疗。

　　唑来膦酸并不是化疗药，与化疗联用无明确禁忌。但唑来膦酸的使用对肾功能要求较高，而很多化疗药物均有不同程度的肾毒性；部分患者使用唑来膦酸后出现发热、浑身酸痛等不良反应，因此通常不安排唑来膦酸在化疗当天使用，多在化疗前或化疗后进行治疗。

　　此外，唑来膦酸的使用有很多注意事项。比如：① 近期内避免拔牙等牙科手术操作，因为有可能导致颌骨坏死的发生；② 根据患者肾功能调整唑来膦酸的用药剂量，严重肾功能不全患者避免使用；③ 避免与影响肾功能的药物同时使用，如与沙利度胺、顺铂等同时使用可能增加肾功能损害的发生概率。

77. 化疗的同时可以使用"升白针"吗

　　升白针是老百姓对"重组人粒细胞集落刺激因子"针剂的俗称，它的作用是通过促进患者骨髓里未成熟的中性粒细胞尽快成熟、分化、增殖，并且播散到外周血液里，以提高白细胞的数量，让患者的体力有所恢复。

那么很多化疗后出现白细胞或中性粒细胞降低的患者该如何使用升白针？使用的最佳时间是什么，是否可以在化疗的同时使用？升白针的使用是否是多多益善？

骨髓是造血工厂，造好的血细胞释放到外周血管、血窦中，血常规检测的是外周血管中的血细胞水平。升白针的作用是将造血工厂未成熟的血细胞催熟并快速释放到血管中。不难理解，如果化疗的同时应用升白针，释放出来的年轻幼稚的血细胞很快会被化疗药杀伤而迅速减少。因此，推荐有升白指征的患者化疗 48 ～ 72 小时后再使用升白针，不建议化疗的同时使用。

升白针的使用也不是多多益善，白细胞是对外界细菌、病毒的杀伤武器，杀伤武器过少的危害大家很好理解，如果白细胞过多亦会产生很多问题，比如骨痛、脾破裂、肺出血、增加发生白血病的概率等。医生常推荐需要预防性升白的患者每日打 1 针，打过 3 针后验血，如果中性粒细胞总数 5×10^9/L(白细胞计数 10×10^9/L) 以上，则停；如果中性粒细胞总数 5×10^9/L 以下，接着打，并及时验血复查。此外，如果连续使用 14 日，白细胞依然未升至正常的患者需考虑停药，分析可能的原因并调整治疗方案。

78. 化疗期间可以放疗吗

考虑不良反应的叠加及患者治疗的方便性，化疗期间一般不推荐去放疗，但如果出现急诊放疗指征可及时安排，比如：① 上腔静脉压迫综合征。患者表现为面部水肿，皮肤或黏膜出现青紫色，胸壁静脉及颈静脉充盈和胀大，上肢水肿，呼吸困难，不能平卧休息等，患者接受放射治疗后可有效缓解症状，减轻痛苦。② 颅内压增高症。肿瘤出现脑转移会导致脑实质移位，引起颅内压增高症，临床表现为头痛、呕吐、视觉障碍，甚至精神不振、嗜睡、癫痫发作。放疗配合激素及脱水剂使用，能够使患者的症状得到缓解。③ 脊髓压迫症。此症发展迅速，一旦出现截瘫很难恢复正常，应尽快采取放射治疗，同时使用大剂量激素，促进水肿消退，使症状缓解。④ 骨转移剧痛。骨转移的放射治疗，其止痛作用非常明确，同时也有延长患者生存期的作用。

当然部分口服单药化疗比如替吉奥胶囊、卡培他滨片的患者若有放疗指征，考虑到这些药物毒副作用较小，对放疗影响不大且在一定程度上有增效作用，亦可以在化疗的同时进行放疗。

那么临床上常听医生说的同步放化疗是什么？指在放射治疗的前、中、后期分别给予小剂量化疗药以增加组织对放射线的敏感度，包括单独使用同步放化疗、术前同步放化疗、术后同步放化疗等。其核心是用小剂量化疗药加强放射治疗的效果，降低放疗及化疗的剂量，减轻单独放疗和化疗的毒副作用，如局部皮肤红肿、色素沉着、恶心、呕吐以及放射性肺炎等。因同步放化疗大大增加了肿瘤对放疗的敏感性，使肿瘤的治愈率大大提高，逐渐成为肿瘤患者一个较好的选择。

比如李阿姨是一位直肠癌患者，发现肿瘤时因肿块较大且侵犯周围组织已无手术机会，采用5-FU联合放疗2个周期后，肿块明显缩小，再次获得了手术完整切除的机会。值得指出的是同步放化疗中的化疗药物与常规化疗的用法及用量均不同，此外同步放化疗并不是放疗和化疗的简单叠加。专科医生在开展治疗时会严格把握适应证，针对患者个体情况、不同分期等因素进行综合评估，在能耐受的前提下制订个性化方案，科学安排治疗切入时间和剂量。

79. 靶向治疗和化疗一样吗，两者可以同时进行吗

大家可能听说过肿瘤的"靶向治疗"，什么是靶向治疗，它和化疗一样吗？这个问题经常困扰很多有靶向治疗可能的患者。

分子靶向治疗是在细胞分子水平上，针对已经明确的致癌位点（该位点可以是肿瘤细胞内部的一个蛋白质分子，也可以是一个基因片段），来设计相应的治疗药物，药物进入体内会特异地选择致癌位点相结合而发生作用，使肿瘤细胞特异性死亡，而不会波及肿瘤周围的正常组织细胞，所以分子靶向治疗又被称为"生物导弹"。而化疗就是用一些有杀灭细胞活性的药物杀死癌细胞，因为生长活跃的细胞通常对这种药物比较敏感，而肿瘤细胞正在体内疯狂地生长，所以化疗药物对治疗肿瘤有作用。因此，靶向治疗和化疗不是一回事，靶向治疗也不属于化疗。

靶向治疗，从字面上就很容易理解，就像打靶一样可以更准确地瞄准肿瘤细胞。因为肿瘤细胞的表面会有一些特异性的标记蛋白，这些蛋白质在正

常的细胞内是没有的，这样肿瘤细胞更容易被药物识别并被杀死。比如在肠癌治疗中的西妥昔单抗，药物可以瞄准一种叫作EGFR的蛋白质；再比如用于乳腺癌治疗的曲妥珠单抗（赫赛汀），这种药物可以瞄准一种叫作Her-2的蛋白质。

除了上面提到的抗体性质的靶向治疗，还有一类比较重要的小分子抑制剂，比如肺癌治疗中的小分子酪氨酸激酶抑制剂（TKI）厄洛替尼（特罗凯）、吉非替尼（易瑞沙）、埃克替尼（凯美纳）、奥西替尼（泰瑞莎）等，再比如肾癌治疗中常用的苹果酸舒尼替尼（索坦）、索拉菲尼（多吉美）等。这些药物可针对某些信号分子靶向性地发挥抑制作用，阻断肿瘤细胞或血管内皮细胞的增殖、迁移，从而实现抗肿瘤的目的。

因此在使用靶向药物时，必须找到一个合适的"靶子"，针对这个"靶子"生产合适的药物，再从众多的肿瘤患者中筛选出合适使用这种药物的人。当然不是每位患者都适合使用靶向治疗，有些患者的癌细胞没有靶标或者有的特殊人群并不能从靶向治疗中获益，就不适合进行靶向治疗。

因为靶向治疗专门打击特异性的肿瘤细胞，因此它的副作用一般比化疗药小一些，并且和化疗的副作用呈现不同的表现。比如靶向治疗常会出现皮疹、恶心、呕吐、腹泻、用药后疲惫、过敏反应等，较少出现化疗引起的骨髓抑制。上面说的副作用是很多靶向药物的一般特点，每种药物还会有自身特点，比如曲妥珠单抗会对心脏功能有一定损害等。

靶向治疗与化疗在肿瘤治疗中是什么关系，可以一起使用吗？这个需要具体看是什么靶向药物。分子靶向药物多是在化疗的基础上提高疗效，部分药物亦可单独使用，比如一般情况下小分子酪氨酸激酶抑制剂常单独使用，部分患者可与化疗间插使用；治疗胃肠间质瘤的靶向药物伊马替尼单独使用。而部分单抗药物常与化疗联用，比如结直肠癌治疗中FOLFOX或FOLFIRI化疗方案与西妥昔单抗、贝伐珠单抗联用，且联用较单用化疗患者生存期更长。

80. 如何正确对待化疗与中医药治疗的关系

化疗与中医药治疗都是全身治疗，但就对癌细胞的杀伤性而言，中医药的作用远不如化疗，但其优势在于能够增强机体的免疫能力，无明显的毒副作用。因此化疗是以"攻"为主的全身治疗，而中医药则是以"扶"为主的全身治疗，两者之间是相辅相成的关系。

在临床上经常有肿瘤患者非常信赖中医药，想通过中医药一起来抗肿瘤；也有患者认为化疗后身体较虚，想通过中医药来调理。这些观点有合理的成分，也有认识不是特别到位的地方。中医药在肿瘤治疗中发挥着积极、重要的作用，如在术后扶正、调理，在晚期维持治疗中祛邪散结等，已逐渐被越来越多的患者和专家所认同，肿瘤专科医生亦不反对化疗患者使用中药治疗，相反，在辅助用药方面还会采用一些增强免疫功能、具有抗肿瘤活性的中药制剂。

但有几点经验要与大家一起分享。化疗期间部分患者会出现胃肠道反应，体力较差，而大部分中药是以汤药的形式服用且有一定气味，因此一些患者较难在化疗的同时使用中药治疗。其次，部分中药尤其是抗肿瘤的中药具有明确的肝肾毒性，而很多化疗药均具有不同程度的肝肾毒性，容易造成严重的肝肾功能损伤，因此不建议患者化疗期间使用中药，若必须使用需要在有经验的中医医生指导下使用无明显肝肾毒性的中药。

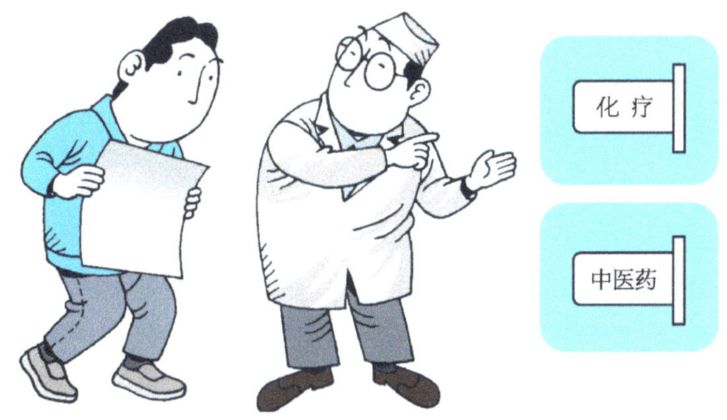

·正确对待化疗与中医药治疗的关系·

81. 化疗的疗效可以预测吗

常有患者及家属问，"这个化疗药用下去会有效果吗"，受包括患者个体差异等在内的各种因素的影响，这个问题很难回答，目前化疗的疗效在药物使用以后可以评估，但还没有可靠的、广泛应用于疗效预测的指标。

目前已有一些不良反应预测的指标应用于临床，比如很多使用伊立替康的患者会出现腹泻，研究发现伊立替康代谢的关键酶 *UGT1A1* 基因的多态性可导致酶活性的差异，影响药物分布和代谢，产生不同程度的腹泻，换句话说患者 *UGT1A1* 基因状态的不同会导致出现腹泻的概率不同。这也是在使用伊立替康前会进行 *UGT1A1* 基因检测的原因，可以根据结果预判腹泻发生风险从而调整用药剂量，实现高效并能耐受毒性的目的，让治疗少走很多弯路，让患者少遭受不良反应的折磨。

近年来，化疗在疗效预测方面取得了一些进步，但距离临床应用可能还有一定距离。研究发现化疗后血液中的药物浓度及细胞中的药物浓度都是由患者的基因决定的，因此可以通过对这几个基因的检查，来预估是否能够耐受这种药物及其是否有效。

82. 化疗的疗效如何评估

化疗的疗效在药物使用以后是可以评估的。常规在化疗实施2个周期后必须做一次评估，以确定疗效。一般情况下医生会进行影像学检查及肿瘤标志物的化验，以观察原先的转移灶增大抑或缩小、有无新的转移灶出现。如果原转移灶增大达到一定标准或有新的转移灶出现，说明原先的方案疗效不佳，继续下去有损无益，肿瘤专科医生常会考虑另换新的化疗方案。反之如复查发现转移灶缩小或数目减少，或转移灶稳定、未见进展则均说明化疗有效。

对于大部分肿瘤的疗效评估均可遵循上述原则，但亦有少数肿瘤还有其他疗效评价标准。比如原发性肝癌或转移性肝癌如果化疗后肿瘤大小不变，但在CT上密度明显降低亦说明化疗有效。

此外血清肿瘤标志物是否下降、症状改善与否也是重要的评估指标，医生会综合评估，如疼痛减轻、食欲改善、疲乏感好转、体重增加等均是化疗有效的迹象。简而言之，化疗是否有效主要通过影像学检查后由专科医生评判，患者的症状改善亦可作为评判参考。

83. 化疗的影像学疗效评估是怎么做的

运用相同的影像学技术对异常所见进行连续评估才最精确，这也是要求患者化疗前做好全身相关影像学检查的重要原因。一般建议化疗患者每2个周期进行一次影像学检查。不过，如果患者出现新发病变，或症状及体征恶化，则建议立即进行适当的影像学检查。以下是常用的一些影像学检查手段，医生会根据患者情况选择合适的检查。

化疗影像学疗效评估的检查手段

常见肿瘤部位	影像学检查方案	特　　点
中枢神经系统	MRI	对软组织分辨率较好；弥散加权成像 (DWI) 及磁共振灌注成像：有助于鉴别肿瘤复发及放疗后改变
	PET–CT	鉴别肿瘤复发及放疗后改变
肺	X线	初步筛查方案；检测肺转移时，敏感性低于CT
	CT	用于检查肺部转移灶及纵隔淋巴结病变；评估治疗效果、检出与放疗及全身化疗相关的多种肺部毒副作用
肝脏	CT	最常用于全身化疗患者疗效评估的是多排CT平扫、动脉相及静脉相成像；增强CT可更好地描述病变范围
	MRI	更好地检查CT可疑病变；肝脏特异性造影剂：可检出较小病变 (< 1 cm)，并与转移性病变和局灶性结节性增生 (FNH) 鉴别；具有脂肪肝时，敏感性优于CT
胃食管	胃镜	常作为初始诊断及定期随访的检查措施，一般较少作为化疗疗效评估措施
	CT	评估肿瘤大小和周围淋巴结情况
结直肠	肠镜	常作为初始诊断及定期随访的检查措施，一般较少作为化疗疗效评估措施
	CT	评估肿瘤大小和周围淋巴结情况，由于肠蠕动和扫描层面等问题，对较小病灶的辨识率不高
骨骼	X线	具有肌肉及骨骼的症状和体征时，一般作为首诊方案
	CT	用于全身化疗患者CT随访时评估中轴骨
	MRI	对比度及分辨率较好，用于评估骨外软组织受累
	^{99m}Tc骨扫描	用于无症状患者的检查，以检出偶发骨转移
	PET–CT	对于溶骨性转移及骨髓受累评估来说，比骨扫描更敏感；鉴别肺炎及真正的病变恶化
淋巴结	B超	简单易行，对全身浅表淋巴结、腹膜后淋巴结均能较好显示
	PET–CT	可以全面显示淋巴结大小和代谢等情况，淋巴瘤是唯一建议使用PET–CT进行疗效评估的癌种

这里介绍一下常用的影像学评价体系——RECIST标准。医生通过上述影像学检查措施，对患者的肿瘤病灶或淋巴结大小进行精确测量，将前后几次检查结果进行对比，根据对比结果评判为完全缓解（CR）、部分缓解（PR）、病情稳定（SD）、疾病进展（PD）等。评判的标准如下。对目标病灶来说，也就是在CT上＞1 cm的肿瘤病灶和＞1.5 cm的淋巴结，CR：所有目标病灶消失；PR：基线病灶长径总和缩小≥30%；PD：基线病灶长径总和增加≥20%或出现新病灶；SD：基线病灶长径总和有缩小但未达PR或有增加但未达PD。对非目标病灶的评价，CR：所有非目标病灶消失和肿瘤标志物水平正常；SD：一个或多个非目标病灶和（或）肿瘤标志物高于正常值且持续存在；PD：出现一个或多个新病灶或（和）存在非目标病灶进展。

其实这些数据对大家来说意义不是特别大，一般患者及家属也不可能做到自行评估，只是给大家一个粗略的印象，明白平时医生提到的完全缓解、部分缓解、病情稳定、疾病进展大概是什么意思，能够更好地共同完成诊治。

需要指出的是，除了上面提到的可测量病灶，骨转移病灶、胸腔积液、腹腔积液、心包积液、癌性淋巴管炎、囊性病变等较难通过影像学检查客观测量的称"不可测量病灶"，这些病灶的改变也是重要的疗效评价依据，肿瘤专科医生会根据这些病灶的总体变化趋势来协助评判疗效。

84. 为什么相同的疾病、相同的化疗方案大家疗效不一样

患者们会经常相互交流，别人用了什么治疗方法，我是不是也能用？住在同一病房，得的都是肺癌，均为非小细胞肺癌中的腺癌，用的都是培美曲塞联合顺铂的方案，但一名患者病情进展了，一名患者一直都是稳定状态，这其中到底发生什么了？

每个人都有个体差异，包括基因、环境、生活方式等，这也是常说的"千人千面"。因为个体差异，可能同样病情，其治疗效果和方法却截然不同。从科学的角度分析，肿瘤是一种复杂多样的疾病，在分子遗传上具有很大异质性，即便临床表现相同的患者，他们体内基因改变的情况也可以存在巨大的差异，这种分子水平上的差异直接导致了不同患者对临床治疗反应的不同。即使相同病理类型的癌症患者，对抗癌药物也反应迥异，因此近些年精准医疗

的概念已成为重要趋势。化疗同样存在精准化疗的概念，希望随着医学研究的深入，实现化疗方案的量身定制，切实做到高效低毒，提高患者生活质量，延长患者生命。

85. 化疗后为什么有的肿瘤反而增大

在化疗过程中发现有的患者肿瘤不但没有缩小反而还在增大，一般情况下说明肿瘤在进展、化疗方案无效，这是被广大肿瘤医务工作者及患者所认可的。但也不表示一定是进展了。

肿瘤化疗过程中随着肿瘤细胞的崩解、坏死，会出现肿块的空洞、液化，部分肿瘤在影像学上呈现形态增大，正如前文介绍疗效评价时说过，多数肿瘤及多数情况下，医生根据其病灶大小变化及增减来评判疗效，但如果出现肿瘤轻度增大且伴有明显空洞、液化坏死形成，说明化疗有效，此时不该贸然停止化疗。其实这种情况在很多靶向治疗的患者中比较常见，比如肺癌使用阿帕替尼后出现肿块的增大但伴随大量空洞形成，又如使用甲磺酸伊马替尼（格列卫）治疗胃肠间质瘤的患者肿块增大但CT检查密度降低或者PET-CT提示代谢值降低，这些患者很多是治疗有效的。

因此在化疗过程中出现肿瘤的增大，并不一定就是疾病进展，请不要惊慌失措，建议请肿瘤专业医生评估后再考虑进一步诊疗方案。

86. 化疗后肿瘤标志物升高说明没有效果吗

肿瘤标志物是恶性肿瘤诊断、治疗后随访以及晚期肿瘤的化疗过程中疗效监测的重要指标，其水平升高往往提示恶性肿瘤的存在、复发或病情进展，这个观点已深入人心。因此在化疗过程中出现肿瘤标志物升高，患者及家属常常十分焦虑，那么化疗后肿瘤标志物升高一定说明没有效果吗？

曾有研究报道，化疗诱导的肿瘤标志物一过性升高在常见肿瘤中均有发生，包括肺癌、胃癌、结肠癌和乳腺癌。其发生率分别为肺癌14%、胃癌10%、结肠癌7.6%、直肠癌10%、乳腺癌13%，这些患者通过影像学评估并未进展。

因此化疗初始阶段的肿瘤标志物升高可能为化疗诱导的一过性肿瘤标志物升高，也就是用药后肿瘤细胞大量崩解、坏死引起的标志物升高，因此不能仅凭肿瘤标志物的升高断定化疗无效，肿瘤专科医生会结合患者影像学和症状等临床资料综合判断疗效，避免错误地更换治疗方案。当然，如果多次复查血清肿瘤标志物都在持续升高，这时候就需要高度警惕疾病进展了，需要结合影像学资料等及时分析评估。

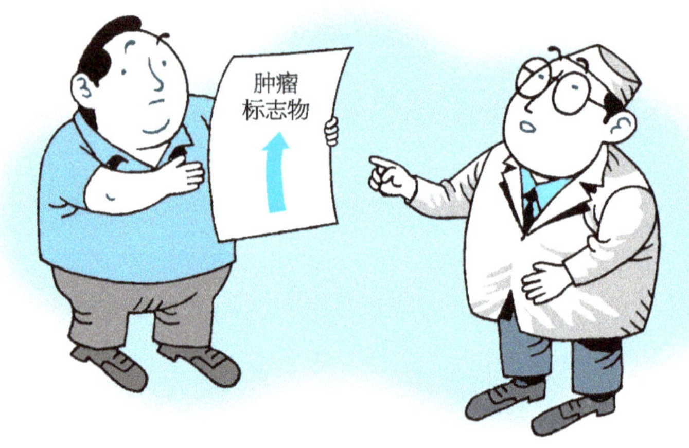

·化疗后肿瘤标志物升高不能说明治疗无效·

87. 狡猾的肿瘤细胞是如何与化疗药抗争的

当肿瘤细胞对一种或多种化疗药物不敏感，药物不能有效地作用于该肿瘤细胞而起杀伤作用时，称为该肿瘤对此类化疗药物或多类化疗药物耐药。肿瘤细胞对化疗药物产生耐药性，是导致化疗失败、病情进展的最常见原因之一，也是目前通过化疗治疗肿瘤的关键难题。

让我们走近神秘的化疗耐药，来看看狡猾的肿瘤细胞是如何与化疗药抗争的。肿瘤多药耐药产生的机制相当复杂，是一个多因素的过程，简单来说多药耐药主要有两种类型：一类是天生就冥顽不化，比如对化疗不敏感的肝癌细胞；另一类是开始对化疗药物敏感，但经过几个疗程化疗后，"物竞天择，适者生存"，留下一些穷凶极恶的肿瘤细胞，不仅对该药产生耐药，而且对结构和作用机制不同的药物也产生耐药。这类细胞中往往存在一系列的"药泵"，可迅速把进入肿瘤细胞的有毒化疗药物泵出细胞，减弱药物的细胞毒作用，使得化疗药物对肿瘤细胞无能为力。

但智慧的人类亦在与之相斗争，研发出一系列克服肿瘤耐药的药物，比如第一代多药耐药逆转剂维拉帕米（异搏定）与环孢素，第二代逆转剂如VX710、PSC833和XR9051等，能明显地改变抗癌药物的血药动力学，使到达肿瘤细胞的血药浓度显著降低，从而影响化疗药物的抗肿瘤疗效，但遗憾的是在抗肿瘤的同时使用这类药物往往副作用较大，目前未能在临床广泛使用。

88. 化疗过程中出现新的转移病灶要活检吗

化疗前需要有病理资料，相信这个很多患者及家属都容易理解。但有的患者对出现新病灶或者化疗不敏感等疾病进展征象后进行二次活检非常不理解。举个例子，王叔叔是一名肺癌患者，肺穿刺病理提示腺癌，因为分期较晚没有手术机会，选择了化疗，一开始疗效很好，肿瘤快速缩小，但后来无论换用什么化疗方案都快速进展，医生建议他再次活检明确肿瘤特点是不是发生了改变。王叔叔非常不理解，说反正肺癌已经明确诊断了，都有病理了，为什么还要去穿刺遭罪？经过耐心解释，对王叔叔肺部病灶重新进行了穿刺活检，和医生预期类似，王叔叔已经从最先的肺腺癌变成含有较多神经内分泌癌成分的肺癌。根据这样的病理结果，医生重新调整了治疗方案，病情得到了较好控制。

又比如李阿姨，2011年做了结肠癌手术，后来出现复发转移，借用了手术标本进行了 *K-ras* 基因检测，因为 *K-ras* 基因野生型故使用西妥昔单抗联合化疗进行靶向治疗，疾病在换用多个化疗方案的情况下仍持续进展，考虑补充后来逐渐被大家认识的 *N-ras* 和 *BRAF* 基因的检测，遗憾的是当时的手术标本已经不够再次行基因检测，因此建议李阿姨肠镜下活检后送基因检测。非常巧的是李阿姨 *N-ras* 基因是有突变的，这可能就是使用西妥昔单抗不受益的原因，调整靶向治疗为贝伐珠单抗后疾病控制良好。

由这些例子不难看出，二次活检是有必要的。一方面可能是化疗过程中细胞的生物学特点发生了变化，另一方面是随着研究的深入，一些以前没有被认识的治疗相关的检测需要重新明确。因此，当患者出现疾病进展，需要了解肿瘤生物学特点时，二次活检非常必要！

89. 化疗疗效不佳怎么办

化疗疗效不佳是肿瘤患者常会碰到的问题，有的患者一开始对化疗反应性较好，但化疗一段时间后发现控制不佳；有的患者刚开始化疗就不敏感；有的患者换用多种化疗方案，均很快出现疾病进展。诸如此类，化疗疗效不佳可以有很多种表现，但归根到底都是疾病控制不佳。这到底是怎么回事？

肿瘤与治疗常被比喻成敌人与武器，无论是敌人太狡猾还是武器不够有力，均会出现疗效不佳。在化疗过程中出现疗效不佳，换句话说是疾病在进展，该怎么办？首选的是更换化疗方案，虽然后线化疗方案相对一线方案而言有效性会略差，但不同患者情况不同，临床上一线方案耐药但二线方案使疾病控制较长时间的病例也很常见。其次，多线化疗效果均不佳的患者，入组临床试验是一个不错的选择，可以免费得到该领域最新的治疗。当然，部分患者对化疗不敏感或出现耐药，还可以换用化疗以外的其他措施，比如出现颅内转移的患者可以先行放疗，适合免疫治疗的患者换用免疫治疗等。

90. 患者是否可以从化疗临床试验中获益

化疗过程中多线治疗疗效不佳，或者推荐使用的新药目前国内还未上市但有临床试验，针对这种情况，医生往往会建议患者参加临床试验，可以免费接受该领域最新的治疗。

目前随着新药研发的不断发展，临床试验大致可分为三类。第一类是已在国外批准上市的新型化疗药，要进入中国市场，需要在中国进行药物临床研究，并取得预期有效性及安全性的研究结果后，才可以在中国上市。第二类是某种全新的化疗药，临床前的药理毒理学及动物实验研究有效，欲评估药物作用于人体的安全性及有效性而进行的临床试验。第三类是某种已经上市且确定对A肿瘤疗效可靠的药物，但没有批准治疗适应证B，现在发现确实对于B肿瘤有效，而必须进行的临床试验。

有参加临床试验的患者会开玩笑说自己是"实验用小白鼠"，其实两者有很大差别，临床试验的化疗方案已有前期大量研究支持，并非凭空想象制订，此外所有临床研究首先需要伦理委员会通过审查，保证患者的安全和利益，因此广大患者朋友应当理性科学地看待临床试验，不应由此产生恐惧和偏见而拒绝。也有患者担心参加临床试验的很多都是新药及新的治疗方案，出现副作用怎么办。这种风险在临床试验前已经被充分评估，并有出现问题快速处理的预案，且医患双方会密切观察可能出现的不良反应，所以患者参加临床试验是安全可靠的。且临床试验如果疗效不佳，患者可以随时选择退出，无论何种原因。

应对化疗不良反应，你知道多少

"医生，化疗后剧烈呕吐怎么办？"

"医生，化疗后白细胞降低怎么办？"

"医生，化疗不良反应会一次比一次重还是逐渐减轻？"

煽情的影视剧或者小说中最常见的场景就是癌症患者化疗后呕吐不止、大把的头发脱落……因此对很多人来说"谈化疗色变"，其实很大程度上惧怕的是化疗的不良反应。在这里，我们将告诉您如何未雨绸缪，出现不适有何锦囊妙计，让化疗患者远离"痛苦不堪"，相对舒适放松地完成化疗！

91. 化疗的主要不良反应有哪些

化疗的不良反应似乎贯穿了整本书，因为它常见且造成的损伤通常很大。化疗药物是把双刃剑，既可杀伤肿瘤细胞，亦可杀伤机体的正常细胞，尤其是增殖旺盛的细胞，因此不良反应可见于全身各个系统及器官。化疗的不良反应可分为局部反应和全身反应，局部反应主要是药物渗漏后的组织反应及因药物刺激引起的血栓性静脉炎，书中有专题介绍故不在此赘述。化疗引起的全身不良反应包括药物引起的发热和过敏，过敏发生率相对较低，但在临床中并不少见，如果处理不及时可能会危及生命。当然，最常见的也是大家平时更为熟知的白细胞降低、恶心、呕吐、腹泻、便秘、肝肾功能损伤、脱发、神经损伤、心功能异常、肺功能降低等，这类不良反应往往是治疗能否继续下去的重要考量因素，也是造成很多患者及家属恐惧的原因之一。对绝大多数患者来说化疗之后都会产生不同程度的不良反应，一般通过及早预防和及时治疗处理都能有所减轻，并不影响后续治疗。但如果是比较严重的不良反应，就需要及时停止化疗了。对大家很关心的如何预防及处理化疗不良反应以将危害降到最低，书中会有相应内容逐一介绍。

92. 肿瘤化疗后为什么有人反应大，有人反应小

化疗患者描述化疗的感觉是"生不如死"，有的患者却像没事人一样，为什么不同患者化疗不良反应差别会那么大？化疗的不良反应受多种因素影响，比如化疗药物的种类、剂量，医生对化疗不良反应的预防及处理是否到位，患者脏器功能情况、营养状况、心理波动等。这是大家最能理解且切身感受得到的，其实化疗不良反应差异大小背后的原因还是基因。化疗药物有其自身的代谢、分布特点，而这一切是在患者体内完成的，由患者体内相应的酶负责，因此可以说患者的基因差异决定了对化疗不良反应的敏感程度，是基因导致了个体反应的差异。这也是有些化疗用药需要基因检测的根本原因，比如伊立替康用药前会检测代谢酶 *UGT1A1* 的基因情况，很多有基因突变的患者，很小的用药剂量就会导致明显腹泻。

93. 化疗后无明显不良反应意味着疗效不佳吗

有的患者会问医生，"我这次什么感觉都没有就完成了化疗，是不是疗效不好啊"。可以明确地告诉大家，化疗后无明显不良反应并不意味着疗效不佳。在一些分子靶向药物的研究及临床使用中发现，出现皮疹与疗效似乎呈正相关，也就是说皮疹严重的患者，药物对肿瘤的控制也相对较好，但也并非所有患者均如此。在化疗药物使用中，并无类似发现，也就是说化疗反应是否出现或出现的严重程度与疗效不相关。

随着研究的深入及临床药物的革新，临床医生对化疗不良反应的提前预防和及时处理，往往能较好地控制不良反应，因此很多患者并无太多不适。此外，临床上有很多优效低毒的化疗方案，患者化疗后往往没有明显的不适，但具有不错的疗效。化疗方案是否有效会根据患者的症状改善情况分析，但化疗的疗效主要是化疗后由专科医生根据影像学资料等进行评估的。

94. 化疗致口腔炎时如何防治及调养

口腔炎也许在很多人看来并不起眼，但却是化疗患者常见的并发症之一，可影响患者的正常进食，使患者的生活质量下降，甚至导致全身性感染而危及生命。肿瘤患者，尤其是化疗患者免疫力低下，化疗在杀死肿瘤细胞的同时对增殖较快的细胞杀伤作用明显，比如口腔黏膜细胞、中性粒细胞。此外化疗后患者进食水少，口腔寄生的正常菌群大量繁殖，口腔自洁作用减弱，口腔黏膜易受损而形成溃疡，故取戴假牙应十分小心。需要注意的是某些化疗药物如甲氨蝶呤、阿糖胞苷等极易造成口腔黏膜破溃，形成感染创面。

因此化疗患者应保持口腔清洁卫生，常规用生理盐水和配制的漱口水在清晨、饭前、饭后、睡前漱口，用软毛刷刷牙。针对应用大剂量甲氨蝶呤的患者，可用碳酸氢钠或甲酰四氢叶酸钙溶液漱口。

如果已出现口腔炎，可用碳酸氢钠溶液、替硝唑漱口水早晚各进行口腔护理，遵医嘱在溃疡处涂抹溃疡散、相应的抗生素或其他药物。口腔炎期间进食清淡易消化的食物，不吃坚脆食物，不吃酸、辣等刺激性食物，如溃疡疼痛不可进食，可以用吸管进食流食。

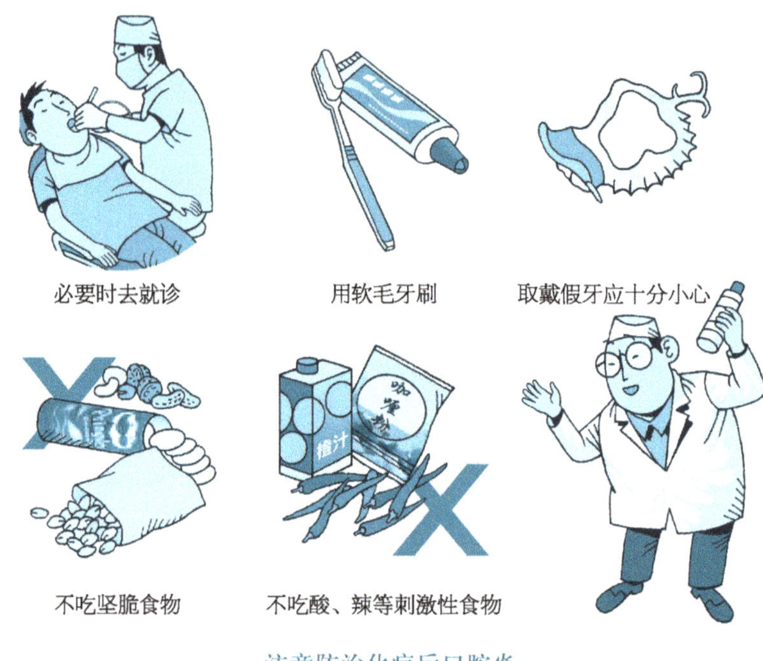

· 注意防治化疗后口腔炎 ·

95. 化疗后剧烈呕吐怎么办

恶心、呕吐是抗肿瘤药物最常见的不良反应，影响患者的进食、饮水和情绪，严重者导致脱水、电解质紊乱和营养障碍，以致使有些患者产生恐惧心理，甚至不得不中止化疗。按呕吐与化疗的时间关系，以化疗后24小时为分水岭，24小时内出现的呕吐称急性呕吐，24小时后出现的呕吐称为延迟性呕吐，当然还有一部分患者还没使用化疗药就极其紧张，出现呕吐，这称为预期性呕吐。之所以这么分类，是因为处理措施各不相同。

按照致吐能力将化疗药物或止吐方案分为强致吐性、中度致吐性和低致吐性。常用的止吐药物可分为酚噻嗪类、激素类、5-羟色胺受体拮抗剂、NK-1受体拮抗剂，医生会根据药物致吐程度及呕吐类型选用，在化疗前预防性给药。

如果已经预防性止吐后患者还出现剧烈呕吐，医生通常会分析呕吐的原因，排除消化道梗阻、肠道感染、颅内高压等原因，确定是由化疗引起的呕吐会给予甲氧氯普胺（胃复安）针等治疗，绝大部分患者的症状均能不同程度地缓解。此外，患者的焦虑、恐惧情绪也是重要的影响因素，对这部分患者会使用小剂量镇静安眠药物。

患者可以自己实施操作的是饮食和心理调节，化疗期间按高蛋白质、高能量、易消化、低脂肪的原则来安排饮食，尤其是有恶心、呕吐症状的患者应尽量清淡饮食，可酌加山楂、白扁豆、白萝卜、鲜芦根、鲜藕、姜汁、薏米、陈皮等，熬粥频服。此外也可以准备一些生姜片，恶心时含上能够很好地消除恶心感觉。心理调节也是缓解恶心、呕吐的有效方法，患者可以听音乐、与病友交流、在家人的陪伴下散步等方式放松心情。

96. 如何通过中药方剂减轻化疗过程中的胃肠道不良反应

在化疗中，含有蒽环类和铂类的方案常引起恶心、呕吐、腹泻、食欲下降等胃肠道反应，中医认为，出现这些症状的原因在于药物的毒性作用损伤了人体正常的脏器生理功能，尤其是脾胃功能，升降失调，气机上逆，水湿不运。根据症状、舌苔、脉象的不同，可分为痰饮内停、肝气犯胃、脾胃虚弱、胃阴不足等证型，分型辨证施治。

(1) 痰饮内停：① 症状：呕吐物多为清水痰涎，胸脘满闷，不思饮食，头眩心悸，或呕而肠鸣，苔白腻，脉滑。② 治法：温化痰饮，和胃降逆。③ 方药：小半夏汤合苓桂术甘汤。方中生姜、半夏和胃降逆止呕，茯苓、桂枝、白术、甘草温脾化饮。若气滞腹痛，可加厚朴、枳壳行气除满；若脾气受困，脘闷不食，可加砂仁、白豆蔻、苍术开胃醒脾；若痰郁化热，烦闷口苦，可用黄连温胆汤以清热化痰，和胃止呕。

(2) 肝气犯胃：① 症状：呕吐吞酸，嗳气频作，胸胁胀满，烦闷不舒，情志波动而呕吐吞酸更甚，舌边红，苔薄白，脉弦。② 治法：疏肝理气，和胃止呕。③ 方药：四逆散合半夏厚朴汤。方中柴胡、枳壳、白芍疏肝理气，厚朴、紫苏行气开郁，半夏、茯苓、生姜、甘草和胃降逆止呕。尚可加橘皮、旋覆花、竹茹、炙枇杷叶等以增强和胃降逆之力；若兼腑气不通，大便秘结者，可用大柴胡汤清热通腑；若气滞血瘀，胁肋刺痛，可加丹参、郁金、当归、延胡索等活血化瘀止痛。

(3) 脾胃虚弱：① 症状：饮食稍有不慎，或稍有劳倦，即易呕吐，时作时止，胃纳不佳，脘腹痞闷，口淡不渴，面白少华，倦怠乏力，舌质淡，苔薄白，脉濡弱。② 治法：益气健脾，和胃降逆。③ 方药：香砂六君子汤。方中人参、茯苓、白术、甘草健脾益气，砂仁、木香理气和中，陈皮、半夏和胃降逆。尚可加丁香、吴茱萸以和胃降逆；若脾阳不振，畏寒肢冷，可加干姜、附子，或用附子理中丸温中健脾；若中气大亏，少气乏力，可用补中益气汤补中益气。

（4）胃阴不足：① 症状：呕吐反复发作，但呕吐量不多，或仅吐唾涎沫，时作干呕，口燥咽干，胃中嘈杂，似饥而不欲食，舌红少津，脉细数。② 治法：滋养胃阴，和胃降逆。③ 方药：麦门冬汤。方中人参、麦冬、粳米、甘草滋养胃阴，半夏降逆止呕，大枣补脾，和胃生津。若阴虚甚，五心烦热者，可加石斛、花粉、知母养阴清热；若呕吐较甚，可加橘皮、竹茹、枇杷叶以降逆止呕；若阴虚便秘，可加火麻仁、瓜蒌仁、白蜜润肠通便。

对于化疗引起的胃肠道反应，其治疗原则为和胃降逆止呕，但要注意原发病为恶性肿瘤，其本已虚，应分虚实，既要祛邪，化痰理气；也勿忘扶正，施以益气、温阳、养阴之法，才能取得减轻不良反应，增加疗效的作用。

97. 除汤剂外还有哪些中医手段可减轻化疗的胃肠道不良反应

胃肠道反应是化疗过程中最常见的不良反应，严重影响了患者的生活质量、营养状况、免疫功能及化疗效果。许多患者更是因为心理上惧怕呕吐而不能坚持化疗，近年来大量新的呕吐中枢抑制剂确实大大减轻了呕吐的严重程度，但是，单用镇吐药又有减缓胃肠道蠕动、导致便秘的副作用，患者在呕吐症状减轻的同时，腹胀、食欲降低等症状并未得到根本改善。除了中药汤剂外，还有哪些措施可以对胃肠道不良反应的减轻有所帮助？

首先，要改变饮食内容。很多家属认为患者化疗后体质虚弱，要加强营养，为了使患者早日康复，迫使患者多吃、吃好的（高营养）的东西，其实这时候胃肠黏膜受到损害，所谓高营养饮食不易吸收，往往适得其反，既吸收不了，又徒增不适。这时饮食宜清淡，或改为易吸收、消化的半流质，如粥、汤类。如果呕吐剧烈，停止进食一两餐未尝不可。当胃肠功能恢复后可适当增加营养，但必须有"度"。

其次，按压或灸穴位。足三里、内关为常用保健穴位，也是"止吐"的重要穴位。足三里穴在膝关节胫骨前下3寸，胫骨前缘两横指，属足阳明胃经。内关穴在前臂正中，腕横纹上2寸，两筋（掌长肌腱与桡侧腕屈肌腱）之间，属手厥阴心包经。在化疗的前、中、后期对内关、足三里穴位进行按压，力度以患者感觉到酸、麻、胀为度，每穴位3分钟；或者隔姜灸足三里穴，每次灸

15 ～ 20分钟，化疗期间每天一次，均可取得较好的临床疗效。

再次，加强心理护理。患者在接受化疗前，对治疗过程、毒副反应、治疗效果缺乏了解，存在疑虑、恐惧和紧张心理，因此要加强心理疏导，充分与患者沟通，了解其心理状态，详细解释疗效、注意事项及毒副反应，鼓励患者与已接受化疗的病友交流，尽量减轻其思想顾虑，越是精神负担重、恐惧的患者，越容易诱发或加重胃肠道反应。

98. 化疗后为什么会打嗝，应该如何应对

张大爷化疗1日后一直打嗝，吃不下睡不着，病房中其他病友听到张大爷连续两三天都在打嗝也失眠了，医生查房时张大爷说以后不想做化疗了。我们有这样的体会，有时候吃饭太急或呼吸了冷空气后会打嗝，喝点热水或过段时间后会自行缓解。但部分患者会像张大爷这样，化疗后出现打嗝不止的现象，有的甚至可持续好几天，毛病虽小但非常不舒服。

打嗝是由某种刺激引起膈神经过度兴奋，膈肌痉挛所致，认为与局部刺激、饮食和情绪都有一定的关系。化疗引起打嗝的发生机制还不完全清楚，可能与局部刺激、膈神经的兴奋有关。

那么化疗后出现张大爷类似的情况该怎么办？对化疗引起的打嗝，平时常用的喝水弯腰法、伸拉舌头法、深呼吸法、屏气法、惊吓法往往不能奏效，或者短暂停止后再次出现。临床上常使用甲氧氯普胺（胃复安）、小剂量地西泮（安定）、哌甲酯（利他林）等药物治疗，部分患者疗效不错，但部分患者打嗝症状仍持续存在，这种现象被称为顽固性呃逆，常需要请中医科、针灸科医生会诊，部分患者通过针灸治疗、中医调理等可明显缓解。此外有研究报道且在临床上也证实有效的一些小偏方，比如丁香、柿蒂泡水或者煎服可缓解打嗝症状。

99. 化疗后发烧了怎么办

与所有症状一样，首先要明确引起发烧的原因，是化疗用药引起的药物热、肿瘤坏死热还是感染引起的发热。化疗患者免疫功能低下，较容易感染细菌、病毒及不典型病原体，化疗用药后白细胞常降低，使感染的风险增大。

在化疗后出现发热等复杂的情况时，要特别注意的一种情况就是中性粒细胞缺乏伴发热。中性粒细胞缺乏是指外周血中性粒细胞绝对计数（ANC）$< 0.5 \times 10^9$/L，或预计48小时后 ANC $< 0.5 \times 10^9$/L。发热是指单次口腔温度测定 $\geqslant 38.3\,℃$，或 $\geqslant 38.0\,℃$ 持续超过1小时。

肿瘤患者免疫功能低下，炎症的症状和体征常不明显，病原菌和感染灶也常不明确，病情凶险，感染相关死亡率高，感染的发生、严重程度及临床过程与中性粒细胞缺乏的程度和持续时间相关。

因此化疗后出现发烧，建议请专科医生分析评估后根据病因采取相应的治疗措施，除物理降温、使用退烧药等常规处理措施外，若为白细胞降低引起细菌感染，可进行升白治疗并酌情使用抗生素。需要注意的是化疗后出现发热不要盲目使用退烧药，建议至肿瘤专科医生处就诊处理。

100. 化疗后白细胞降低怎么办

正常情况下，在每天不同的时间和机体不同的功能状态下，白细胞在血液中的数目有较大幅度的变化。当血液中白细胞数量持续 $< 2 \times 10^9$/L 时，就是常说的白细胞降低。化疗后白细胞减少是非常常见的并发症，如果化疗后出现白细胞降低，请第一时间至肿瘤专科门诊就诊，或联系主诊医生寻求帮助。医生会根据白细胞降低的程度及有无发热等症状决定处理措施，包括密切观察、使用人粒细胞集落刺激因子（G—CSF）及抗生素等。白细胞 $< 2 \times 10^9$/L 或中性粒细胞 $< 0.5 \times 10^9$/L 者必须使用升白针。对此以外的情况可密切观察或进行预防性升白。对中性粒细胞减少伴有发热的患者可使用抗生素。对于4度骨髓抑制的患者，无论有无发热均可预防性使用抗生素。

此外，中药及食补也是升高白细胞的重要措施，含人参、黄芪等成分的中药可升高白细胞。饮食方面可多吃些富含蛋白质、铁、维生素的食物，如鱼类、瘦肉等。动物肝脏、大枣、桂圆、阿胶、新鲜水果和蔬菜对白细胞降低的恢复也是有利的。对反应严重、长期营养摄入障碍的患者，可考虑用胃肠外营养输入法改善状况。

值得指出的是，骨髓造血产生的白细胞、粒细胞可以提高身体的免疫力，帮助我们预防细菌、病毒等的感染，如果白细胞、粒细胞减少，免疫功能下降，会比健康人更容易生病，所以应避免去人多的地方，戴口罩，勤洗手，降低感染概率。

化疗骨髓抑制分度

	0度	1度	2度	3度	4度
中性粒细胞（$\times 10^9$/L）	≥2.0	1.5～1.9	1.0～1.4	0.5～0.9	＜0.5
白细胞（$\times 10^9$/L）	≥4.0	3.0～3.9	2.0～2.9	1.0～1.9	＜1.0
血小板（$\times 10^9$/L）	≥100	75～99	50～74	25～49	＜25
血红蛋白（g/L）	≥110	95～109	80～94	65～79	＜65

101. 什么是预防性"升白"

通俗来说，预防性"升白"就是某些可能出现化疗性白细胞降低的患者在白细胞还未降低时就预防性给药，一般为化疗48～72小时后开始使用。哪些人群需要预防性"升白"？简单来说分两大类，既往化疗后出现严重白细胞或中性粒细胞减少者、出现中性粒细胞缺乏性发热者；另一类是白细胞降低程度不严重，但影响后续治疗按时进行者。如果首次化疗，但预估会出现严重骨髓抑制的患者也可进行预防性"升白"，当然这与通常意义上说的预防性"升白"的概念就略有差别了，比如乳腺癌术前新辅助化疗有时会用到很强的化疗方案TAC（紫杉醇＋多柔比星＋环磷酰胺）或TEC（紫杉醇＋表柔比星＋环磷酰胺），常规会在升白针的支持下化疗。

关于预防性"升白"的用法及用量前面已提及，疗程一般为5～7天，每天1次，打过3天后验血，如果中性粒细胞总数达到5×10^9/L则停药；如果为5×10^9/L以下继续用药，并及时验血复查。

102. 化疗后血小板低怎么办

血小板计数低于50×10^9/L，是3度血小板减少的临界点，是容易出现并发症的信号，需要给予干预。输注单采血小板能迅速提升血小板数量，从而防止出血的发生。如果患者有3度血小板减少而且有出血倾向，则应输注单采血小板；如果患者为4度血小板减少，无论有无出血倾向均应输注血小板。重组人促血小板生成素（TPO）和白细胞介素-11（IL-11），能减少单采血小板的输入量并缩短血小板降低持续的时间，血小板减少的患者可根据医生建议选择使用。

TPO可以很快地纠正肿瘤化疗引起的血小板减少，让血小板减少恢复的天数缩短，使患者能安全度过化疗后血小板减少这一关。需要注意的是，一旦血小板升高至正常后就要停用TPO，否则可能会导致后续血小板继续升高。此外，在临床上使用较多的IL-11，也可以升高血小板，优点是血小板升高到正常后还可以继续使用，但由于对部分患者可能有心脏毒性，因此对年龄大于65岁、有冠心病、蒽环类药物造成心脏毒性、严重糖尿病、呼吸衰竭、心力衰竭的患者要慎用TPO，否则可能会导致疾病的加剧至出现心衰。

对于血小板减少的患者，护理及观察非常重要，需要注意以下几方面。① 注意观察皮肤、口腔黏膜是否有出血点、瘀斑等，若出现需引起足够重视。② 减少活动，防止受伤，必要时绝对卧床。③ 注意通便，避免剧烈咳嗽。④ 进软食，禁止掏鼻挖耳等行为，禁止刷牙，改漱口或口腔护理。⑤ 鼻出血的处理：如果是前鼻腔，可采取压迫止血；如果是后鼻腔，请耳鼻喉科医生会诊决定是否进行填塞。⑥ 注意患者神志、感觉和运动的变化及呼吸节律的改变，这些变化是颅内出血的可能征象。

103. 化疗后贫血怎么办

肿瘤患者发生贫血的比例较高，常见的原因包括肿瘤侵袭引起出血、骨髓侵犯引起造血功能异常、化疗对骨髓抑制等。化疗后出现的贫血称为化疗相关性贫血，主要是因为化疗药物对骨髓的抑制。

贫血往往会使患者感到乏力、头晕等，严重影响生活质量，还会加重肿瘤细胞缺氧，导致肿瘤细胞耐药和肿瘤进展。因此尽早开始抗贫血治疗，对改善患者的治疗依从性，提高抗肿瘤治疗效果具有重要意义。

目前化疗相关性贫血的定义是，肿瘤患者由于化疗引起骨髓抑制造成的贫血。国内肿瘤相关性贫血的标准为Hb（血红蛋白）< 110 g/L 或基线值下降20 g/L。治疗方案由患者的贫血严重程度决定。欧美主要采用美国国立癌症研究所（NCI）标准，这个标准对中、重度的定义和国内标准有较大差异。国内定义为中度的患者用NCI标准则为重度甚至是极重度。笔者与英国很多本地医生交流过，他们认为患者Hb < 80 g/L是极其严重的一件事，会积极采取输血治疗，若患者拒绝输血，每天会有很多医生及护士动员输血。

诚然输血具有起效快的特点，但存在感染、过敏等风险，因此国内治疗的观点是当Hb＜60 g/L或临床急需纠正缺氧状态时才考虑输血，70～80 g/L原则上不考虑输血。另一重要治疗方案就是重组人促红细胞生成素（recombinant human erythropoeitins, rhEPO），通过刺激机体自身骨髓造血功能，来增加红细胞的数量。对化疗引起的贫血疗效较好，早期干预可改善贫血症状，明显提高患者生活质量，因此推荐＜100 g/L的患者尽早使用。上海长征医院肿瘤科在此领域做了大量的研究工作，多项研究及临床实践均表明EPO是化疗相关性贫血安全有效的治疗方案。

此外缺铁的患者可进行铁剂补充。关于补铁途径，国内外差异也较大，国内由于口服补铁方便、医从性较好，主要采用口服铁剂治疗，但国外认为口服铁剂利用率低，常采用静脉补铁。但根据临床观察这两者疗效均不错，很多患者采取的是住院静脉补铁＋出院口服补铁的模式，兼顾了有效性与方便性。中医药对化疗相关性贫血也有不错的疗效，本书相关章节会重点介绍。

104. 中医如何治疗化疗引起的骨髓抑制

骨髓的造血细胞在化疗期间往往会出现抑制现象，主要表现为白细胞减少，其次是血小板减少，严重时血色素也会降低，几乎所有化疗药物都具有骨髓抑制作用，差别仅在于程度而已。在化疗的过程中，不同程度的骨髓抑制会因药物的种类和剂量以及患者骨髓功能、造血细胞对药物的敏感度不同而有很大差异。肿瘤相关的科室医生都比较重视血常规的检查结果，许多患者在化疗后复查血常规时，也常因为自己的"白细胞"数值波动而紧张，因为骨髓抑制常会导致以下问题。① 延缓化疗：使化疗不能如期进行，从而降低了治疗效果。② 导致并发症：严重的骨髓抑制可导致致命性感染、致命性出血。

对于较为严重的白细胞计数降低，一般医生会及时给予重组人粒细胞集落刺激因子（G-CSF）来维持白细胞总数，以避免白细胞继续往下掉。对于1度或者2度等较轻的白细胞减少，可以给予利可君、鲨肝醇片口服，以及辅助中医药，可取得较好的临床疗效。

中医认为肾主骨生髓为先天之本，脾为生化之源，为后天之本，故对于骨髓抑制，往往以健脾益肾、补气养血为主治疗。方药可用八珍汤加减（生黄芪、白术、甘草、黄精、生地黄、白芍、阿胶、鹿角胶、陈皮、大枣）。或者给予具有升高白细胞作用的中成药，如地榆升白片、贞芪扶正胶囊、芪胶开白胶囊等，具有升高血小板作用的中成药，如升血小板胶囊、血宁糖浆等，以及具有升高血红蛋白作用的中成药，如养血饮口服液、健脾生血颗粒、复方阿胶浆等。

105. 如何减轻化疗后低血压

由于高血压在临床上常引起心、脑、肾等重要脏器的损害而备受重视，世界卫生组织也对高血压的诊断标准有明确规定，但低血压的诊断尚无统一标准。一般认为成年人上肢动脉血压低于 12/8 kPa (90/60 mmHg) 即为低血压。在众多化疗药物中有部分药物会使血管内发生异常变化，使得血液循环受影响从而导致血压的下降，比如卡莫司汀、依托泊苷、白细胞介素-2 等。

使用这些药物的患者多于用药 2 日内出现低血压，之后会逐步恢复正常，快的在 2 ～ 3 小时内，慢的在 2 ～ 3 日恢复正常。但亦有少数患者血压始终维持在比较低的水平。临床上不时会遇到化疗后出现低血压的患者，这亦是让医生苦恼的事情，因为治疗高血压的药物非常多，而治疗化疗引起低血压的药物几乎没有。对这部分患者一般不采用升压药物干预，而是建议通过以下方法减轻或者避免低血压的出现。

（1）在改变体位时不可动作过快，应缓慢移动身体。比如在床上想下床时，可先从卧位变成坐位，再慢慢从坐位换成立位。

（2）患者应避免过度劳累，保证足够的睡眠时间，维持饮食的营养平衡。

（3）使用中医药调理。比如部分患者使用红参粉末温开水送服或者炖服可改善低血压症状。

（4）运动锻炼可改善人体对血压的调节。持之以恒的运动有助于减少低血压发生，但应注意运动量不宜过大，也不可做体位变动过大的运动，以步行、慢跑、游泳等项目为宜，运动后应无气喘，心率不超过 110 次 / 分。

106. 化疗后为什么会出现乏力

张阿姨是一名结肠癌患者，较为瘦弱，每次化疗后都感觉到乏力，天天喊累，昏昏欲睡，3 ～ 5 日后又可以像正常人一样生活、工作。这到底是怎么回事，出现化疗后乏力该怎么办？

化疗患者几乎都会出现不同程度的乏力，多数患者都会把乏力描述为虚弱、疲乏、劳累过度、沉重或缓慢的感觉，休息也不能缓解。化疗药物对身体的各个器官均有影响，引起乏力的因素也非常多，如贫血、化疗期间缺乏活动、疼痛、恶心、呕吐、进食过少、过度劳累、睡眠障碍等，此外乏力与心理压力、焦虑和抑郁也有很大关系。部分患者化疗后出现骨髓抑制，尤其是白细胞降低，也会表现为乏力。

出现乏力的患者，医生通常会告诉他，一般也就 2 ～ 3 日，放松心情、少量多餐、好好休息、适当活动。部分患者如果乏力症状明显，进食及睡眠较差，医生会给予减轻乏力、改善情绪和增进食欲的药物。

对化疗的患者，建议乏力时选择自己想做且能做的事，可做些让自己放松的事，如阅读、听音乐、做轻松的业余爱好活动等，自己难以完成的可让家人和朋友帮助，比如家务、购物、做饭等。此外可参加癌症俱乐部、互助小组或者上网，与其他患者交流应对乏力的办法，均可不同程度地缓解乏力症状。

107. 化疗后转氨酶升高应该如何处理

多数化疗药需要在肝脏内进行代谢，化疗后可出现不同程度的肝细胞损伤，即发生肝脏毒性反应，有的患者会出现肝区疼痛、厌油、皮肤黏膜发黄等症状，但也有患者无任何不适，只是在肝肾功能检查时发现转氨酶升高。

和其他不良反应的处理一样，如果出现了上述症状或复查发现转氨酶升高，大家需要做的第一件事就是至专科医生处就诊，因为严重肝功能损伤，有时病情会急转直下，异常凶险。配合医生告知用药史、饮酒史、肝病史等一般信息，若明确为化疗引起的肝功能损伤，医生会予异甘草酸镁、还原型谷胱甘肽等保肝药物，部分患者还会加上一定量的激素。绝大部分患者经过保肝治疗后转氨酶会明显下降。

患者可学会化疗后的自我观察，定期复查肝肾功能，正确认识毒性反应，并保持积极乐观的心态，配合医生的相关治疗。在此期间，建议食物清淡、软硬适度，可进食一些具有清肝作用的食物，比如胡萝卜、莲子、薏苡仁、怀山药、苦瓜、冬瓜等。

108. 化疗后肌酐升高可以预防吗

　　肾脏是药物及其代谢产物的主要排泄器官，易受到药物损伤。与所有化疗相关的不良反应类似，在确定是由化疗引起之前需要明确是否存在引起该表现的其他病因，有时化疗与肌酐升高只是存在先后关系并非因果关系。比如李阿姨化疗后出现肌酐升高，在寻找原因时发现是因为肿瘤压迫输尿管出现了肾积水，引起肾功能下降，解除梗阻因素后再次化疗并未出现肌酐升高。其实，引起肌酐升高的因素有很多，如血容量不足、尿路梗阻、药物等引起的肾功能损伤等。化疗药物可以直接损伤肾小球、肾小管、肾间质或肾微循环系统，导致无症状的血清尿素氮、肌酐升高，甚至引起急性肾衰竭。当然也有患者是因为化疗后肿瘤大量坏死崩解造成肾小管损伤而引起肌酐升高。常见的可致肾毒性的药物包括顺铂、大剂量甲氨蝶呤、丝裂霉素、亚硝脲类和异环磷酰胺等。

　　化疗药物引起的肾损伤以预防为主，对使用上述药物的患者根据肾小球滤过率调整药物剂量、水化利尿以及碱化尿液等，对有肾功能损害的患者要尽量避免肾毒性药物。当明确是化疗引起的肌酐升高，医生会根据升高的程度进行分级处理，若为轻度升高会予前列地尔等药物保肾治疗，同时口服碳酸氢钠碱化尿液，适当呋塞米（速尿）利尿促进药物排泄。若为严重升高的患者会考虑化疗药物减量，甚至更换化疗方案。

　　此外需要特别注意的是化疗期间要增加饮水量，以加快体内药物及代谢产物的排出，减轻对肾脏的损害。一般来说，每日需要饮水 2 000 ～ 2 500 ml，大剂量药物化疗或者有肿瘤溶解综合征高危风险时，每日饮水量可在 5 000 ml 左右。

109. 化疗后出现过敏反应有哪些表现

　　春天到了很多人出现皮肤瘙痒、皮疹等，这种过敏反应大家往往容易识别。但很多人对化疗引起的过敏反应并不了解。药物或药物在体内的代谢产物作为抗原，与机体特异性抗体反应或激发致敏淋巴细胞，从而造成组织损伤或生理功能紊乱。当然，过敏反应仅发生于少数患者身上，最常见引起过敏反应的化疗药物有左旋门冬氨酸酶、紫杉类和铂类，当然常和化疗一起使用的靶向单抗药物也较容易引起过敏反应，比如曲妥珠单抗。因此除了化疗前了解平时的药物、食物过敏史，在使用这些药物时也要引起高度警惕并给予预防性用药。

在临床上，通过预处理用药，比如使用紫杉醇、培美曲塞前预防性使用激素，可以在一定程度上减少过敏反应的发生，尤其是严重的过敏反应。紫杉类化疗药物是预处理用药最典型的例子。紫杉类化疗药物常规预处理方案为：化疗前一天、化疗当天、化疗后一天地塞米松片7.5 mg每天2次口服，此外也有人会简化预处理方案，在使用紫杉类化疗药物前1小时静脉推注地塞米松10 mg，异丙嗪（非那根）12.5 mg肌注。这些方法都大大降低了过敏发生的概率。

化疗引起的过敏反应可以有多种表现，如皮肤瘙痒、发红，呼吸困难，低血压，虚脱等，奥沙利铂导致的过敏反应还可表现为口咽部发麻、呼吸困难等。大多数过敏反应发生在给药5分钟至半小时内，一旦出现任何程度的过敏反应，首先应马上停用化疗药物，对程度较轻者不需要特殊处理。对于有皮疹和严重瘙痒者，可口服抗过敏药物处理。部分轻中度过敏患者可以使用非那根、激素等抗过敏治疗。严重过敏反应甚至出现过敏性休克的患者，要监测其血压、脉搏、呼吸等生命体征，并予肾上腺素等抢救措施，必要时送ICU。

110. 针对化疗后腹泻该如何处理

化疗相关性腹泻的主要原因是药物对肠道黏膜的急性损伤导致的肠道吸收和分泌失调。许多化疗药物都可以引起腹泻，其中以伊立替康和氟尿嘧啶的腹泻发生率最高，可达80%。

先来看看肿瘤的常用药物伊立替康，它既能因胆碱能作用在化疗后24小时内引起急性腹泻，又能在24小时后形成更加严重的迟发性腹泻。因此在使用该药化疗前医生会详细向患者介绍使用伊立替康24小时后及在下周期化疗前任何时间均有发生腹泻的危险，使其有充分的思想准备，并配合医生的治疗措施。因为持续腹泻可引起脱水、电解质紊乱、衰弱、体重减轻等并发症，部分严重患者甚至可危及生命，故出现腹泻建议及时至医院就诊，医生会予相应治疗，包括静脉补液、奥曲肽治疗等。对于伊立替康引起的急性腹泻，会使用阿托品对症治疗；延迟性腹泻会使用洛哌丁胺治疗。

对患者来说简单易行的是进行饮食调整，进食高蛋白质、高能量的少渣食物，避免对胃肠道有刺激的饮食，避免进食产气性食物如糖类、豆类、碳酸饮料等，严重腹泻时，可先进食流质，待腹泻停止后逐渐改为半流质直至普食。注意多饮水，补充腹泻损失的水分。同时腹泻期间注意肛门护理，排便后用温水及软性肥皂清洗肛门，并保持肛门部干燥，表面涂氧化锌软膏，防止局部皮肤受损，严重者可用高锰酸钾液坐浴。

111. 化疗后手足麻木无力怎么办

化疗后出现手足麻木无力一般是化疗药物对周围神经损伤造成的，轻者手指、脚趾麻木，重者可延伸至整个手掌及足部、四肢，甚至全身。患者感觉麻木困胀、屈伸不利、运动不灵活，有"蚂蚁爬"或针刺样感觉，部分患者有"袜子""袖套"型异常感觉，自觉皮肤变厚一样，感觉迟钝。这些临床表现就是所谓的多发性末梢神经炎，是由化疗药物所致的神经毒性累及周围神经所引起的。常见的化疗药物为铂类、紫杉类、长春碱类等，化疗累积剂量越大，给药间隔时间越短，发生率越高，目前尚无有效药物预防其发生。

化疗后出现手足麻木无力，通常专科医生会进行体格检查，比如痛温觉、位置觉、震动觉、浅反射、深反射等，并会安排行肌电图等检查，明确神经受损情况，并结合患者症状进行不良反应分级，倘若患者运动功能已受损则需停药，严重感觉神经功能受损可减量。同时，可使用度洛西汀改善神经痛等症状，使用甲钴胺（弥可保）营养神经等。需要注意的是已经出现神经损伤的患者，因为感觉较正常迟钝，请避免驾驶、热水泡脚等，以免造成更大的伤害。

112. 什么是手足综合征

手足综合征是抗肿瘤药物引起的一种常见皮肤不良反应，许多化疗药物、靶向药物可能引起该病，易引起手足综合征的化疗药物有卡培他滨、脂质体多柔比星、阿糖胞苷、多西紫杉醇、长春瑞滨、持续输注多柔比星、吉西他滨等。手足综合征平均发生在用药1～2个月后，按照美国NCI分级标准可根据其严重程度分为1～3级。

1级：手足麻木、感觉迟钝、感觉异常、有针刺感，手或足出现无痛性肿胀或红斑、不适，但并不影响正常活动。

2级：手或（和）足出现伴有疼痛的红斑和肿胀或（和）不适，且影响到日常生活。

3级：出现皮肤脱落、溃疡、水疱或手和（或）足出现严重的疼痛和（或）严重不适，导致患者无法工作或无法进行日常活动。

如何预防手足综合征的发生？医生常会告诉使用上述药物的患者避免穿过紧的鞋子，避免反复揉搓手足，局部经常应用适量的香脂、润滑乳液或其他含有乳液的羊毛脂等润滑剂。一旦发生手足综合征，需根据严重程度采取相应处理措施。对比较严重的如上面提到严重程度为3级、部分2级的患者可能需要停药或减量，同时局部使用抗生素、维生素B_6等软膏。

113. 为什么每次化疗前都要做心电图

赵阿姨是一名乳腺癌患者，既往身体健康，手术后在进行辅助化疗，化疗4个周期后出现心慌、胸闷。这是怎么了，该如何处理？

很多老百姓都知道，常见的心肺疾患及神经心理因素都可以导致心慌胸闷，比如冠心病、肺部感染等，需要到医院做检查，确定病因及对症下药。化疗后新发的心慌胸闷还需要考虑化疗引起的心脏毒性。前面提到过，部分化疗药物可产生心脏毒性，损害心肌细胞，使患者出现心悸、胸闷、心前区不适、气短等症状，甚至出现心力衰竭。心电图检查可出现T波改变或S–T段改变等。这也是医生每次化疗都会让患者做心电图的原因，可以及时、准确地获取心脏功能情况。当出现上述症状后，需要尽快至医院就诊，行心电图、心衰指标BNP、超声心动图等检查，明确为化疗引起的心脏毒性会根据情况调整用药剂量、停用某些药物，甚至更换化疗方案。患者需卧床休息，减少心肌耗氧量，减轻心脏负担，饮食上注意少食多餐，避免饱食而加重心脏负担，有条件的患者可使用家庭制氧机等吸氧治疗。

再回到赵阿姨的病情，考虑到她既往无明显心肺疾病，且化疗使用了影响心脏功能的药物，当出现心慌、胸闷后，医生积极安排了心电图、心脏超声、胸部CT等检查，结果发现赵阿姨心肌缺血、心脏功能下降明显，医生根据情况调整用药后症状好转。

114. 化疗后出现肺纤维化怎么办

化疗后出现胸闷、气促等症状，除了较为常见的心脏损伤外，还有一个比较少见的化疗不良反应，就是肺纤维化。博来霉素、苯丁酸氮芥（瘤可宁）、甲氨蝶呤、环磷酰胺、氮芥和白消安（马利兰）均可引起肺纤维化，以博来霉素发生率最高，后几种药一般发生缓慢，多无明显症状，偶有症状明显而严重者。在临床上由于上述几种药物应用较少，出现肺纤维化的患者并不多见。

博来霉素可引起急性呼吸困难、哮喘，虽然发生率较低，但往往比较危重，严重时可以致命。一般发生于有慢性肺病、呼吸功能减退和年龄较大的患者。除个别敏感者外，其发生与剂量的积累密切相关，也有研究表明如果使用该药的同时进行放疗会增加肺纤维化的发生风险。博来霉素的肺部反应多发生于停药后2～4个月，常表现为进行性呼吸困难，当使用该药物后出现类似症状需及时到医院就诊。

当然，对老年人、有慢性肺病史者、肺功能减退者，医生在制订化疗方案时会充分考虑，尽量避免使用该类药物，若必须使用，则会严格限制各药物的总剂量，用药期间也会密切观察患者肺部症状和体征，定期进行X线检查。

如果做好充分预防措施还是很不幸地出现了肺纤维化，除停用药物外，同时可应用肾上腺皮质激素、抗生素，采取吸氧等措施，多数患者可能逐渐好

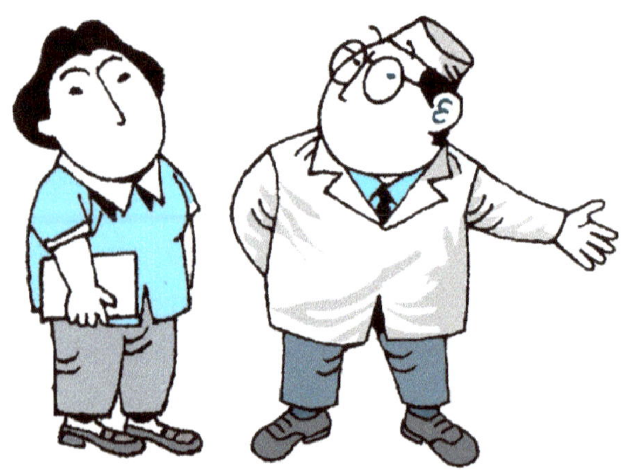

·化疗后任何不适可随时寻求医生帮助·

转，对急性严重者可行机械通气等治疗。由于化疗并发肺纤维化后容易发生肺部感染，必要时可以给予增强免疫功能、抗感染等治疗。

115. 如何预防化疗后免疫功能低下

并非所有的抗肿瘤药物都会造成免疫功能降低，某些药物如氮芥、5-FU、长春碱类等可能还有免疫反应强化的现象。但众所周知，大多数抗肿瘤药物都对机体的免疫有不同程度的抑制。因此在化疗过程中，肿瘤、机体免疫和抗肿瘤药物之间，会现出比较复杂的相互作用。如何保证化疗过程中最大限度地抑制或杀伤肿瘤，又同时保护机体的免度功能显得尤为重要。

在临床中医生会根据患者的病情精准给药，主要是化疗方案的优化和给药剂量的精确计算，尽可能做到保证疗效的前提下避免大剂量用药，以减轻对免疫功能的影响。此外间断给药是目前常用的给药方式，也就是常说的化疗几天，休息一段时间，每个固定时间后再重复化疗，给机体免疫功能一个恢复的时间，这样有效地保证了疗效、免疫功能和患者的生活质量。

对出现免疫功能低下者，除加强支持性治疗、增强防御和保护措施及预防感染外，可应用非特异性免疫调节剂，如胸腺肽、左旋咪唑、卡介苗、短小棒状杆菌和链球菌制剂等，但不建议与抗肿瘤药物同时应用。目前临床应用较多的是胸腺肽，肿癌疫苗、转移因子和结核菌素疗效不肯定且不是非常安全，在肿瘤患者中应用较少。此外加强营养、保持心情舒畅、避免劳累等也是提高免疫功能的重要措施。

116. 化疗后出现少尿应该注意些什么

少尿，即24小时尿量＜400 ml，如果尿＜100 ml则为无尿。少尿或无尿时易引起电解质紊乱，甚至危及生命。大家可能知道，化疗药物常通过肾脏排泄，若使用不当易致肾功能损害而少尿或无尿。当然，有部分患者是因为有效循环血量不足而引起肾前性少尿，但这类患者并不多见，需要专科医生准确判断并及时予补液等治疗。

这也是化疗前检查肾功能的重要原因，对肾功能异常的患者避免化疗或调整化疗药物的剂量。在化疗中应密切观察患者肾功能变化，对可引起肾毒性的药物要充分水化，比如顺铂等，以使其尽快排泄，减轻其对肾脏的损伤。化疗时嘱患者多饮可减轻药物对肾脏的损伤。当出现少尿或无尿时要注意以下几点。

(1) 观察尿液的量、颜色、性质，并准确记录24小时尿量和液体入量。

(2) 定时测量血压、脉搏、呼吸，及时观察神志变化。

(3) 及时复查肾功能、电解质、心电图等。

(4) 肾功能严重损伤出现尿毒症时需做腹膜透析或血液透析等积极治疗。

(5) 化疗出现肾功能损害，应停止化疗，及时调整治疗方案以保护肾功能。

117. 为什么化疗后会出现血尿

一些患者会非常紧张地跟医生说，化疗后就尿血了，对绝大多数人来说看到血的反应是害怕和焦虑，担心是严重的不良反应，害怕肿瘤转移到膀胱等。血尿分为镜下血尿和肉眼血尿，前者是指在显微镜下能看到红细胞的血尿，但通常化疗患者发现的更多的是肉眼可见的血尿。一些化疗药如异环磷酰胺、喜树碱等可使患者出现小腹胀痛、血尿等不适症状，这是化疗引起的膀胱炎，在应用这些药物的同时医生会采取措施水化、碱化尿液、美司钠等预防出血性膀胱炎。但极少部分患者依然出现了血尿，这种情况下，医生经过病史问询、体格检查、泌尿超声、膀胱镜检查等，若明确为化疗引起的血尿，将立即停止使用相关药物，并进行膀胱药物灌洗，视情况局部或全身使用止血药物，使用抗生素控制感染等。需要大家注意的是，这期间应多饮水、勤排尿，尽可能减少代谢产物的浓度及与膀胱接触的时间。其实，化疗期间多喝水的原则适合绝大多数患者，可以促进代谢物快速通过小便排出体外，以减少不良反应。

118. 化疗药物外渗，引起栓塞性静脉炎怎么办

治疗恶性肿瘤的化疗疗程较多，局部静脉反复穿刺造成机械性损伤，且化疗药物渗透性强、刺激性和毒性大，极易出现静脉炎，临床表现为沿静脉走行的红、肿、痛和明显压痛，并可触及索状静脉。常见引起静脉炎的药物有卡

莫司汀、长春瑞滨、氮芥等。

临床上会采用深静脉置管化疗、刺激性化疗药后予液体冲管等方法降低静脉炎的发生，也嘱患者多做肢体活动，经常按摩四肢末梢血管以促进静脉回流，减少肿瘤患者高凝状态引起的血栓性静脉炎。近年来由于护理理念的进步，绝大多数医院对长期化疗的患者一般采用放置 PICC 或 PORT 等深静脉给药方式，栓塞性静脉炎的发生率已大大降低。但在临床依然存在化疗后静脉炎患者，这些患者该如何处理？

部分患者停止输液后抬高患肢及冰敷，症状可在短期内消退且不易复发。对较为严重者除上述措施外，可用50%硫酸镁湿敷，并与多磺酸黏多糖乳膏（喜疗妥）交替使用。或可外敷烫伤软膏、如意金黄散、促愈散等清热解毒药物。有的患者将新鲜马铃薯洗净切成薄片，贴在肿胀部位并用纱布包裹后固定，变干后更换，亦取得了不错的疗效。这是有科学依据的，马铃薯含胆碱烷衍生物茄碱，可促进血液循环，所含的大量淀粉具有高渗作用，能缓解局部肿胀，丰富的B族维生素有抗神经炎作用。

此外，临床上亦会碰到通过外周静脉给药渗漏的患者。因此患者和家属需要做的是在浅静脉化疗输液时密切观察局部情况，有无疼痛、红肿，一旦出现不要惊慌，迅速请护士来判断是否存在化疗药物的外渗。

当发现药物外渗或怀疑有外渗时护士会及时采取措施，停止输液或静脉注射，保留穿刺针头，利用针头尽量回抽渗漏在皮下的药液后注入相应的细胞毒药物拮抗剂或解毒剂，并在局部行封闭治疗。如无相应解毒剂，选择地塞米松＋利多卡因以减轻局部疼痛和炎症反应，局部50%硫酸镁湿敷，并与喜疗妥交替使用，或可外敷烫伤软膏、如意金黄散、促愈散等清热解毒药物。

患者可做的是抬高患肢，避免剧烈活动，按照医生及护士的建议冷敷或热敷，与化疗引起的栓塞性静脉炎的护理类似。外渗24小时内冷敷可使血管收缩，减少化疗药物的吸收，同时缓解疼痛，抑制局部炎症可酌情给予冷湿敷。对于一些禁用冷敷的药物，如依托泊苷、奥沙利铂等可采用硫酸镁热湿敷。密切观察，如果出现组织破坏或溃疡时可能需要手术处理。

119. 化疗后皮肤变黑正常吗

少部分患者使用化疗药后皮肤变黑，有患者甚至化疗1个周期后就迅速变黑。笔者曾收治一例使用培美曲塞单药化疗的老年患者，1个周期后血常规及肝肾功能等生化检查均未见异常，但全身皮肤明显变黑，以额部、眼睑周围为著，随着多次化疗颜色逐渐加深，停用化疗药后皮肤颜色未继续加深且有逐渐恢复正常的趋势。

这种现象在一些抗代谢的化疗药中多见，比如5-FU、培美曲塞、卡培他滨等，部分患者使用多西他赛后亦出现皮肤变黑。这种变化目前未见引起严重损伤及后果，因此化疗后出现皮肤变黑请不要紧张，这是药物对人体的影响，目前还没有很好的方法来改善。建议患者在化疗期间多喝水，平时饮食清淡，加速体内毒素的排泄，并避免日光浴等剧烈日晒。等化疗结束后一段时间，这些变黑的地方会逐渐好转。

有意思的是，有些病友分享经验：化疗期间多吃水果，可以保持皮肤光滑、正常。虽然笔者未看到相关文献报道，但临床上确实有患者获得不错效果，可能与水果中的抗氧化成分有关，供大家参考。当然，笔者认为化疗引起的色素沉积跟个体差异、用药情况有关，不是所有使用抗代谢药物的患者都会出现，此外停用化疗药后多半都能恢复正常，因此请大家不要担心。

120. 化疗后出现月经紊乱怎么办

苏老师是一名肺癌患者，使用紫杉醇联合卡铂方案化疗1个周期后出现月经紊乱，1个月内来了2次月经，时断时续，特别担心！韩阿姨是一名乳腺癌患者，使用5-FU+表柔比星+环磷酰胺化疗3个周期后停经，此后绝经了。这是为什么？

化疗药物对卵巢功能是有影响的，化疗药物通过两条途径导致性腺功能损害，一条是作用于下丘脑-垂体系统，引起卵巢功能不全；一条是对卵巢的直接损伤。多数化疗都可以直接作用于卵巢，引起卵巢功能损害，特别烷化剂具有极强的损害作用，并且跟患者的年龄高度相关。很多患者在化疗期间会出现月经紊乱，可表现为月经量或周期的改变，有的患者会出现月经暂时或者永久停止。一般在化疗结束后，部分患者可逐渐恢复月经，另外部分患者可能就从此绝经不再恢复，更年期提早到来。

出现这种情况建议在医生的指导下调理月经，注意卫生，预防感染。注意外生殖器的卫生清洁，月经期避免性交。注意保暖，避免寒冷刺激，避免过劳。此外需要注意的是，化疗引起的闭经有可能随着卵巢功能的逐渐恢复，再次出现月经，因此对化疗后闭经使用芳香化酶抑制剂内分泌治疗的卵巢癌患者，一方面要至少3次检测激素达到绝经水平才能再使用该药，另一方面在治疗过程中要注意定期复查激素水平，如果出现再次有月经的情况要及时就诊，调整内分泌。

121. 化疗患者还可以有性生活吗

化疗会对生殖系统产生一定程度的影响，目前有关化疗对患者生育能力影响的资料较多，而对于化疗对性功能影响的研究及观察相对较少。那么化疗对男性性功能有影响吗？

虽然性这个话题很多人会觉得难以启齿，但在临床上也会碰到有患者说化疗后身心疲惫，甚至有患者担心性生活会加速肿瘤的复发、转移而影响了性生活。的确，一些化疗药会对生殖系统产生影响。比如环磷酰胺会引起精子生成减少和睾丸胚细胞的破坏，长春新碱用药后常使精子生成减少，阿糖胞苷对性腺有毒性等。性功能受多重因素影响，如性腺功能、性教育、心理创伤、感情和睦与否、疲劳、性生活环境等，可以说虽部分化疗药有生殖毒性，但更多可能还是心理、情感因素造成的影响。

因此化疗患者需要调整心情，性生活不是禁忌亦不该成为障碍，但需要量力而行，以不引起疲劳为宜，必要时可咨询相关科室医生寻求帮助。

122. 如何面对化疗与怀孕的艰难抉择

这其实包括了两个问题，化疗期间能怀孕吗？怀孕期间可以化疗吗？先看第一个问题。近年来随着肿瘤发病年轻化，育龄期的肿瘤患者越来越多，很多年轻女性想拥有自己的小天使，但化疗期间尽量不怀孕已被大众所认知。首先，很多化疗药物会有引起胎儿畸形及发育不良的风险；其次，化疗会对生殖系统包括卵巢、子宫等造成影响，部分患者会出现卵巢功能减退而影响排卵；再次，如果怀孕会影响肿瘤的治疗。因此建议化疗期间不怀孕，目前很多专家认为化疗后至少2年再怀孕，5年为佳，当然个体有差异，大家要慎重安排。

如果怀孕期间得了肿瘤需要化疗怎么办？目前普遍观点是治疗的最佳时机为妊娠中晚期，这样可以避免畸形和流产的发生。对于妊娠前3个月的化疗患者，医生一般会建议终止妊娠，当然患者拥有选择的权利，一部分患者冒险坚持继续妊娠最后也产下健康宝宝。对3个月后的妊娠可安排化疗，目前很多回顾性研究发现，妊娠期化疗与常规化疗用药剂量无差异，孕中期化疗的母亲生产的宝宝健康状况良好，长大后疾病及肿瘤发生率无明显增加，但更长期、更深入的观察目前还无报道。

因此孕期癌症患者绝非都不能进行化疗，还要根据患者的情况具体问题具体分析。需要注意的是，有一些进展非常快的肿瘤，例如来势汹汹的急性白血病，可能需要尽早化疗。如果盲目放弃化疗，任由肿瘤生长，对胎儿同样也可能有致命的打击，造成"母子双亡"，反而采用适度的化疗措施才有"母子双全"的机会。

123. 什么是溶瘤综合征

这个大家比较陌生的医学术语，在临床上并不常见。但溶瘤综合征往往比较凶险，因此也与大家一起谈谈，留个粗略的印象。

它是指对化疗敏感的快速增长的恶性肿瘤，包括淋巴瘤、白血病和某些上皮来源的实性肿瘤，在接受大剂量化疗后，肿瘤细胞和对化疗药物敏感的正常组织细胞大量崩解，造成电解质和酸碱平衡紊乱，最终发生肾衰竭。

在临床工作中，肿瘤负荷较大，也就是肿瘤较大、累及范围较广、多发转移等，在化疗前医生往往会给大量液体静脉输注进行水化、碱化，有的也会预防性给别嘌醇等口服，以预防溶瘤综合征的发生。此外肿瘤专科医生往往也会注意提醒患者，在化疗过程中要注意有无少尿、心慌等症状，如果出现这类症状请及时与医生、护士沟通。

经过上述预防措施，有的患者仍出现了溶瘤综合征。笔者在急诊时，突然来了一名心律不齐、少尿的患者，实验室检查发现高尿酸、高血钾、高血磷和低血钙，询问病史之后发现这名患者既往患有淋巴瘤，刚化疗结束。这个时候大脑的第一反应就是"溶瘤"！出现这样的情况要怎么处理？

对这种危重患者，应马上心电监护，予补液、纠正水电解质和酸碱平衡紊乱等治疗，需要重点说明的是对已经患有溶瘤综合征的患者，并不建议碱化尿液的治疗，以免导致钙磷代谢异常。出现严重心律失常的往往需要请心内科医生协助处理，严重急性肾功能衰竭或经对症处理不能改善的患者则需要血液透析治疗，如果出现呼吸、心搏骤停则按照心肺复苏的流程进行紧急抢救。

124. 化疗患者为什么每周至少要查一次血常规和肝肾功能

通常化疗结束时医生都会告诉患者及家属，化疗后每周至少要查一次血常规和肝肾功能，必要时可增加复查频率，在留给大家的出院小结上也会特别注明这一条。但一小部分患者执行得并不好，有的患者甚至错误地认为，很快就要再次入院化疗了，到时候再查。我们来看看按时复查血常规和肝肾功能的重要性。

骨髓抑制及肝肾功能损伤是化疗最常见也是危害最大的不良反应。白细胞降低是最常见的骨髓抑制不良反应，一般在停药后1周后出现，2周时可达到最低点，然后逐渐升高，常于停药后2～3周恢复。肝脏为解毒器官，部分化疗药在肝内代谢转换可导致不同程度的肝损害。多数以谷丙转氨酶和谷草转氨酶升高为主，有时可出现胆红素升高，常发生于化疗后7～14日。

因此化疗后1周内请按医生提示复查血常规及肝肾功能，以后每周定期复查，若出现明显异常需要及时处理并增加复查频率。若化疗后不及时、定期复查，部分患者会出现到了预定再次化疗时间，入院查血才发现不能化疗，这样可能会影响化疗的疗效。

125. 化疗不良反应会一次比一次重还是逐渐减轻

从客观上说，一些化疗药物的毒性会累积及叠加，化疗的不良反应会逐渐加重。比如使用奥沙利铂、紫杉醇后出现的神经毒性，随着化疗周期数的增加，神经损伤的症状会逐渐加重。当然也有患者的疾病处于进展状态，身体各器官的功能在逐渐下降，对化疗的耐受性降低，因此会感觉不良反应一次比一次重。

但人体的强大往往超乎大家的想象，机体受到外界损伤后有很强的自愈能力，一般来说21～28日可以从化疗的打击中恢复过来。此外随着化疗的进行，患者及医生对机体即将或已经出现的不良反应会越来越熟悉，所谓"知己知彼，百战不殆"，一方面患者心理上有充分准备，另一方面医生能够更好地预防及处理不良反应，从主观感觉上体会到不良反应在"逐渐减轻"。

笔者在工作中常碰到一些患者反馈，刚开始化疗的时候生不如死，后面几次逐渐好起来。除了良好的心态，不良反应的预防和处理也较为关键。因此，除了医生、护士仔细观察不良反应外，患者出现不适后与医生的充分沟通也非常重要，以便及时调整用药方案。

肿瘤康复保健，你该怎么做

"医生，我吃东西要忌口吗？"

"医生，我可以外出旅游吗？"

"医生，我还可以继续工作吗？"

面对肿瘤，人们很多时候感到的是无奈和无助，很多肿瘤患者对自己的吃穿住用行都变得战战兢兢，生怕越了雷池半步。在这里，我们将从专科医生的角度，告诉您医生不在身边的时候康复保健该怎么做。希望纵使医生不在身边，亦有一束温暖的阳光陪着您。

126. 化疗患者怎么吃

　　总的来说，肿瘤属于消耗性疾病，肿瘤患者营养不均衡、营养不良的现象本身就较为常见，而化疗期间患者的消耗更多，对能量和营养的需求更大。化疗患者饮食总的原则是：多吃高蛋白质、多维生素、低动物脂肪、易消化的食物及新鲜水果、蔬菜，少吃熏、烤、腌泡、油炸、过咸的食品，不吃陈旧变质或刺激性食物，做到主食粗细粮搭配，品种适度多样，保证营养均衡。在条件允许的情况下，可以有针对性地补充高蛋白质食品，如奶类、瘦肉、鱼、红枣、赤豆等。如出现食欲缺乏、消化不良，可增加健脾开胃食品，如山楂、萝卜、陈皮等，以增进食欲。化疗期间有助于患者增加食欲的常用方法有：① 经常更换食谱，改变烹调方法，保持菜式和花色的新鲜感；② 注意开胃健脾，增加食欲，提高胃肠吸收功能；③ 多吃维生素含量高的新鲜蔬菜和水果。需要指出的是，在物质丰富的今天，"吃得上"已不是主要问题，"怎么吃"才是关键。比较理想的状态是能够在肿瘤科医生和专业营养师的合作下制订适合患者体质和病情的营养食谱。

· 化疗后饮食要合理 ·

127. 化疗患者要忌口吗

　　所谓"忌口"，一般是传统医学（中医）的说法，就是指患者不该吃的东西，若吃了这些东西，就会对健康和治疗不利。张仲景在《金匮要略》里说"所食之味，有与病相宜，有与身为害，若得宜则宜体，害则成疾，以此致危。"传统医学非常重视忌口，特别强调"凡于病不利的饮食皆为所忌"。现代医学对"忌口"的认识则有所不同。一方面应注意遵循一些传统的、有科学依据的忌口习惯，如心血管疾病要严格限制高胆固醇、高脂肪食物的摄入，尤其是蛋黄、动物内脏等。另一方面也认为不要过分苛求，需要具体问题具体分析，尤其对一些故弄玄虚的说法不必过于认真。

回到肿瘤患者，对肿瘤患者忌口问题的认识，应有科学理性的态度。要认识到肿瘤的复发或转移不是由吃了某一种食物而引起的。临床上常见有的肿瘤患者忌口很严格，很多东西不吃，但癌肿仍复发转移。而有的患者饮食多样化，不偏食，饮食节制有规律，却生活得很好。实际上，目前尚未明确某种食物与肿瘤复发或恶化之间存在必然联系。

我们认为，肿瘤患者的忌口应因病而异，因人而异，因治疗方法而异。比如，在肝癌伴有腹腔积液时，要进无盐饮食，并控制入水量，同时严格忌酒和辛辣刺激、生硬的食物，以防引起食管静脉破裂出血。而在一般情况下，要求并不宜过严。这也忌口，那也忌口，对肿瘤患者的康复反而不利。

128. 如何通过中医调理饮食

化疗期间，药物在杀伤肿瘤细胞的同时，难免会使正常的细胞受到一定损害，产生相应的不良反应。此时，患者宜适当补充优质蛋白质食品，如奶类、瘦肉、鱼、动物肝脏、红枣、赤豆等，黄鳝、黑鱼、牛肉等也有助于升高白细胞。

如出现食欲缺乏、消化不良，此时应顺其自然，不可强制多进食，有的家属为了促进患者早日康复、恢复体重，或者出于"大补"的目的，迫使患者多吃高脂肪的东西，如甲鱼、海参等，往往适得其反。由于化疗后胃肠黏膜损伤，消化功能不同程度地下降，此时高脂肪既吸收不了，又增加胃肠负担。在化疗期间，饮食宜清淡，或改为易消化吸收的半流质，待到胃肠功能恢复后可适当增加营养，但必须有节制，牢记"过犹不及"。另外，可采用中药药膳，增加健脾开胃功效，如山楂、白扁豆、萝卜、鸡内金、陈皮、炒谷麦芽、薏苡仁等。

（1）山楂陈皮肉丁：山楂100 g，瘦猪（牛）肉1 000 g，植物油、香菇、姜、葱、胡椒、料酒、味精、白糖适量。先将瘦肉切成丁，油爆过，再用山楂、陈皮等卤透烧干，即可食用。既可开胃又可消食。

（2）黄芪山药羹：用黄芪30 g，加水煮30分钟，去渣，加入新鲜山药100 g，再煮30分钟即成。每日早晚各服一次。具有益气活血、增加食欲、提高胃肠吸收功能的作用。

129. 化疗患者吃保健品和营养品有用吗

一般来说，正规厂商生产经销的针对肿瘤患者的保健品和营养品还是可以尝试的，但要适度、适量。基本原则是针对化疗有辅助作用，并且不影响化疗效果。针对化疗期间患者的需求，保健和营养的主要目的是调节患者的免疫功能，增强患者对化疗的耐受性，能修复受损细胞，促进免疫球蛋白形成，缓解化疗毒副作用等。可以尝试选择一些含有微量元素——硒的制品，如补充麦芽硒与维生素E等。有研究指出，硒是一种优良的放化疗辅助剂，肿瘤患者在放化疗期间摄入硒可以起到多方面的作用：① 可以提高放化疗患者机体的免疫力，使患者机体有足够能力顺利完成放化疗，免疫力的提高也有利于帮助患者康复，同时预防肿瘤的转移与复发；② 硒作为抗氧化剂可抑制过氧化反应，分解过氧化物，清除自由基和修复细胞损伤，减少恶心、呕吐、肠胃功能紊乱以及食欲减退、严重脱发等放化疗不良反应，减轻化疗引起的白细胞下降程度；③ 可以降低肿瘤细胞对化疗的耐药性，使肿瘤细胞始终对化疗保持敏感，易于治疗；④ 作为解毒剂，减弱化疗药物的毒性作用。

130. 化疗患者要大量进补吗

我们中国人注重进补，有人以为癌症患者，特别是化疗后的患者体质虚弱，需大吃大补才能更快康复，实为大谬。由于癌症在侵蚀人体的过程中已经对人体器官造成了一定破坏，常常使患者的味觉减退、食欲下降、消化功能消退。加上化疗的"二次打击"，常常引发恶心、呕吐、便秘等不良反应。这时如果一味地给患者进食甲鱼、海参、人参等不易消化的大补食物，不但不利于消化吸收，还会加重胃肠消化吸收的障碍，让患者一想到进食就望而生畏，进一步加重厌食，适得其反。

一般来说，化疗药物对消化系统黏膜会造成一定的损伤，引起的不良反应往往在24小时内最严重。因此，刚刚做过化疗的患者一定不能吃得太油腻，家属可准备一些清淡、易消化吸收的食物，比如米汤、稀饭等。总之，化疗后千万别急着补，实在要吃，最好等到第二周或第三周再适当吃些进补的食物也为时不晚，且更利于消化吸收。

131. 化疗患者吃什么补血益气

所谓"补血益气"一般也是传统医学（中医）的常用说法。中医认为血虚证是由于血不足而使脏腑组织失于滋养所表现出来的证候。补血能纠正这一现象，使脏腑组织的功能恢复正常。其治疗方法称"养血"，属补法，忌用温燥伤阴的药物。补血法主要有补心血和补肝血，此外对于一些特殊病证，还有补气生血、填精补血、祛瘀生新等方法。但要加以区别，辨证施治。

现代医学在治疗肿瘤的过程中也会遇到"补血"的问题，最常见的就是贫血。肿瘤和化疗后贫血患者需要积极促进造血功能恢复、增加红细胞合成数量。在必要、规范的临床药物治疗之外，可以考虑饮食上适度补充诸如动物血、肝、瘦肉、牛奶、木耳、鱼虾、蛋黄、贝类、水果、蔬菜等富含铁、蛋白质等造血营养的食物及阿胶补血颗粒等保健品（在医生的指导下）以促进生血、改善贫血、提高免疫力。

不少化疗患者常会咨询医生出现多汗该怎么办，客观来说，西医对化疗引起的多汗并无可以改善症状的药物，因此常会建议患者进行中医益气补血等调理，此外通过简单的食疗，部分患者也取得了不错的效果。

（1）黄芪小麦炸里脊：① 食材：里脊肉500 g，黄芪60 g，小麦30 g，蛋黄1个，水淀粉20 g，葱、姜各10 g，精盐少许，植物油500 g，酱油12 g。② 用法：将里脊肉去掉白筋，切成0.5 cm厚的片，两面用刀划成十字花刀，再切成1 cm宽、2.5 cm长的条，放入碗内加葱、姜片、酱油。将蛋黄、水淀粉放在碗内，用手搅成糊，里脊肉均匀蘸糊。黄芪、小麦水煮后浓缩汁50 ml备用。锅内加植物油，烧至两成热，下锅，里脊肉呈金黄色浮起时，将油倒出，随即将黄芪小麦汁浇在肉上即可食用。

（2）参味烧肚片：① 食材：熟猪肚250 g，党参10 g，五味子10 g，木耳、笋片各50 g，去皮荸荠2个，鸡蛋1个，水淀粉25 g，葱、姜丝各5 g，油20 g，精盐、味精、料酒少许。② 用法：党参切成片，五味子用水煮法提取浓缩汁10 ml。将猪肚切成3 cm长的片。鸡蛋、水淀粉加油少许调成汁，将肚片放入上浆。木耳改刀并切成片，荸荠切片，同葱姜丝放一起，待油六成热时，把肚片放入锅内，下木耳、荸荠片、笋片、葱姜丝等，加入油、精盐、味精、料酒，在小火上收汁。汤汁浓时加入党参、五味子浓缩汁，起锅盛在盘内即可。

（3）肉末扁豆山药煮鲫鱼：① 食材：活鲫鱼250 g，鲜扁豆、山药各20 g，猪肉200 g（肥瘦各半），生姜、葱少量。② 用法：先将鲫鱼去内脏后洗净备用，将新鲜扁豆、山药、猪肉、生姜、葱放一起剁碎，拌匀后纳入鱼腹，然后将鲫鱼红烧后食用。

（4）蘑菇山药烧豆腐：① 食材：鲜蘑菇250 g，鲜山药150 g，豆腐500 g。② 用法：取鲜蘑菇洗净切成片，鲜山药去皮切成片。先用食油炒山药、蘑菇片，然后加水适量，放少量食盐，后将豆腐切成小块放入锅中，烧熟即可食用。

（5）银耳山药煨枣汤：① 食材：银耳100 g，红枣20 g，鲜山药20 g。② 用法：银耳、红枣同入清水中浸泡1小时，加入鲜山药20 g（去皮切丁），用文火煮成糊状，加糖适量拌匀服。

（6）枣仁粥：① 食材：粳米100 g，炒酸枣仁30 ～ 50 g。② 用法：先将炒酸枣仁捣碎水煎成浓缩汁100 ml备用，然后用粳米煮粥，半熟时，加入酸枣仁汁同煮，熟后服用。

132. 化疗患者可以饮酒吗

有传闻，一名将一生嗜酒，晚年卧病在床，答复医生戒酒的建议道："冷酒伤肺，热酒伤肝，没酒伤心。戒饭可以，戒酒不行。"化疗患者是否可以饮酒也是一个因人而异的问题。一般来说，化疗期间不建议饮酒，化疗的副作用对肠胃、肝脏等内脏的损伤已经很大了，这种情况下继续饮酒，无异于雪上加霜，特别是消化系统肿瘤患者更是如此。不仅如此，酒精还可能与某些药物相互影响，导致药物无法作用或产生更多的副作用。因此，医生通常要求患者在化疗期间戒烟、戒酒。

需要指出的是，应当注意一些继往有酗酒史的患者在戒酒后可能出现的戒断反应。戒断反应是指停止使用某种药物（包括酒精、烟草等）或减少使用剂量后出现的特殊的心理症候群，一般表现为与所使用的药物作用相反的症状。例如酒精戒断后可出现兴奋、失眠，甚至癫痫发作等症状群。所谓"没酒伤心"可能就是戒断反应的一种表现。对于这种情况，需保证患者休息、加强心理疏导、转移注意力，必要时进行药物治疗，一般均可处理。

133. 化疗期间需要大量喝水吗

大多数药物进入人体后先由肝脏代谢，最后由肾脏排出，化疗药物也不例外。而排泄的过程也会对膀胱或肾脏造成一些影响。大剂量应用化疗药物可损害肾小管，伤及肾功能，引起血中尿素氮和肌酐升高。因此，化疗期间不仅需按时补液，还要适度增加患者的饮水量，以加快体内药物及代谢产物的排出，减轻对肾脏的损害。另一方面，化疗期间，患者会出现恶心、呕吐、食欲缺乏等不良反应，造成水分摄入不足。如果呕吐频繁，还会导致脱水。因此多喝水有助于补充身体所需并减轻泌尿系统负担。喝水量应该在医生指导下具体把握。一般来说，每天饮水量至少需要 2 500 ml，大剂量药物化疗时，每天饮水量应＞5 000 ml。除了白开水外，果汁、清汤等都可以选择，多途径补水，既保证效果又不会造成心理负担。

134. 化疗期间便秘怎么调理

便秘是化疗后常见并发症之一，其原因是肠蠕动缓慢，引起大便干结、排出困难。有些患者会感觉肠道蠕动性疼痛、胀气、恶心，伴或不伴有打嗝、嗳气、胃痉挛、直肠内压迫憋胀感等表现。在治疗上有以下几点措施。

（1）饮食上，少食多餐，加大日常饮水量以软化大便，饮用温热液体（茶水）、果汁等都会取得比较好的效果。

（2）适度增加活动，可以散步、骑自行车、做瑜伽，即使不能下床活动，也可在床上或轮椅上做一些力所能及的锻炼以促进胃肠道蠕动。

（3）在医生的指导下，适量增加高纤维饮食（禁食高纤维食物的肿瘤患者除外），包括全麦食物、谷类、豆类、蔬菜、水果、果仁等。必要时也可请医生给予导泻或软化大便的西药或中成药。

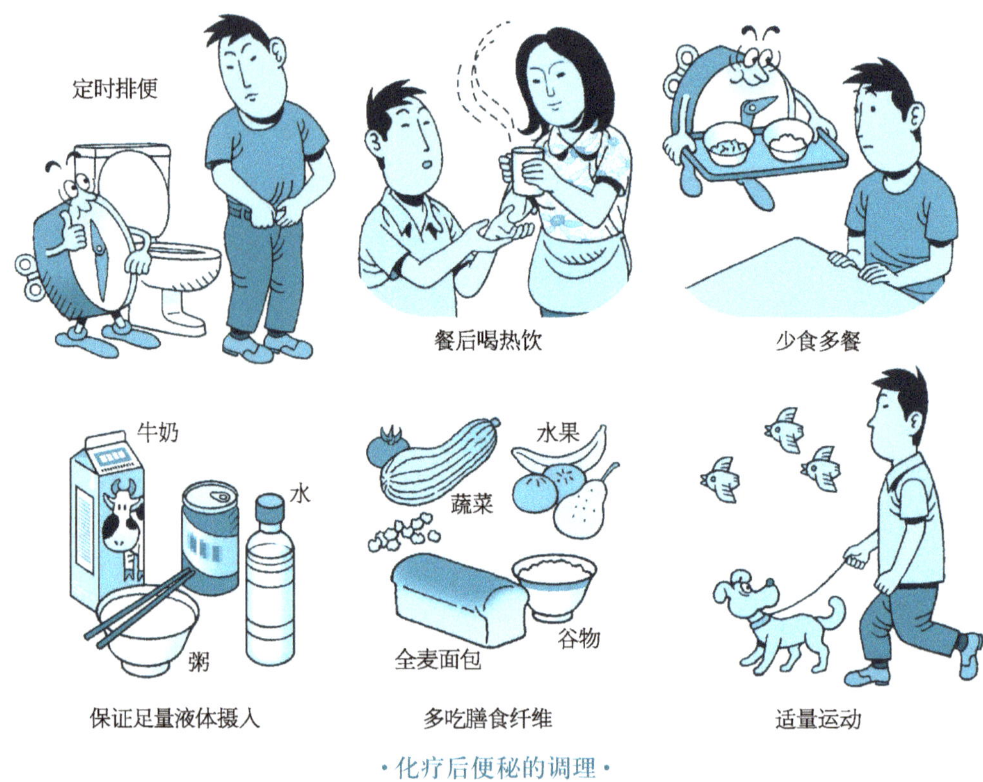

·化疗后便秘的调理·

135. 化疗后腹泻如何进行饮食调理及病情观察

腹泻也是化疗常见并发症之一。化疗药物可以损伤肠黏膜的完整性，导致消化功能障碍，加上小肠吸收面积减少引起吸收困难，在两者的共同作用下进一步引起肠胀气、肠痉挛，最终导致腹泻。有报道指出，腹泻在化疗患者中的发生率可达75%左右。对于由5-FU、伊立替康、羟喜树碱导致的腹泻可能会引起较为严重的并发症，应积极治疗，必要时需改变治疗计划，降低药物剂量，甚至中止治疗。而其他化疗药物引起的腹泻大多会自行缓解。

如何自我防治化疗后腹泻？ 一是注意饮食调整，少食多餐。进食高蛋白质、少渣食物，避免对胃肠道有刺激的饮食；如果牛奶和牛奶制品使腹泻加剧，也不要食用。二是注意补充水分和电解质，包括富含钾的食物（医生反对除外）等，必要时需要输液来补充损失的水和营养。三是注意大便的次数和性质，如发现异常，可留标本送检，必要时需行细菌培养。四是肛门护理，排便后用温水及软性肥皂清洗肛门，保持肛门干燥，防止局部皮肤受损；还可用高锰酸钾液坐浴。

需要指出的是，持续剧烈的严重腹泻时，要注意防止低钾血症的发生；大便培养阳性者应予抗感染治疗；积极治疗腹泻引起的肾功能不全、电解质紊乱、心血管功能不全、继发性感染等并发症。如果病情严重，需及时就诊。切忌未经医生许可，轻易服用非处方药。

136. 化疗期间多吃水果可以减轻不良反应吗

化学药物对肿瘤细胞有一定的杀伤和抑制作用，同时也对机体正常组织及细胞产生不同程度的损害，特别对骨髓细胞、胃肠道黏膜上皮细胞、生殖细胞、毛发等损害较为明显。多表现为面色无光、气短、心悸、疲劳乏力、自汗盗汗、头晕目眩、恶心、呕吐、食欲缺乏等。化疗的不良反应一般包括皮肤反应、口腔黏膜反应、脏器反应（心脏、肝、脑、脊髓、肾脏、眼睛等）、全身反应等。一般认为，有助于减轻化疗不良反应的食物有：① 健脾益气、理气化湿的食物，如柑橘、玉米、黄豆、怀山药等；② 补硒食物，如蛋类、海产品、小麦胚芽、大蒜、芦笋、蘑菇等；③ 维生素含量高的新鲜蔬菜和水果，这类食物不但可以增加抵抗力，还可增加食欲，初期可吃菜汁和少量易消化的水果，每次量不宜多，应少量多餐。

需要指出的是，包括进食水果在内的食疗可以作为一种补充治疗措施，却不具有控制肿瘤的能力。对于化疗药物不良反应的问题，只有专业的肿瘤科医生结合抗化疗药物才能有效控制。

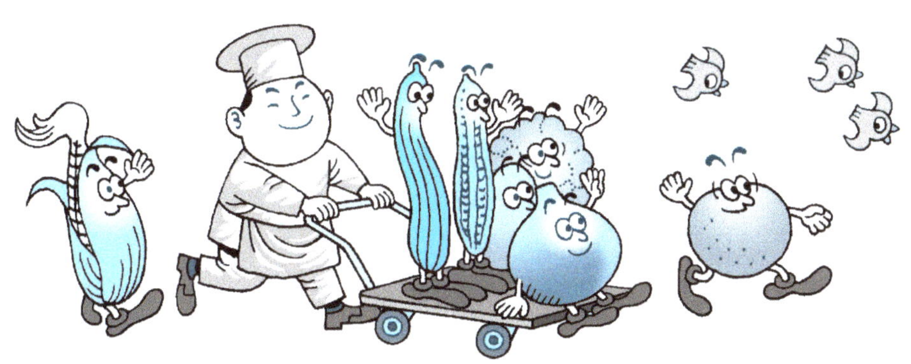

·化疗后多进食新鲜蔬菜和水果·

137. 化疗患者可否进行穴位按摩

穴位按摩是传统医学（中医）的重要组成部分，它是以经络腧穴学说为基础，以按摩为主要施治手段，用来防病、治病的一种技术。穴位按摩的基本原理是刺激人体特定的穴位，激发人的经络之气，以达到通经活络、祛邪扶正的目的。

所谓"穴位"即肌肉、肌腱、骨头连接的关键点，是推拿按摩等疗法主要的施治部位，相对于身体其他部位，对外界压力、温度、药物等理化刺激要更加敏感一些。

不少研究（主要是中医药学研究）认为穴位按摩可在三个主要方面对化疗患者发挥作用。一是通经活络，提高免疫力；二是促进胃肠道蠕动，治疗便秘；三是辅助穴位刺激或药物注射，治疗恶心、呕吐等化疗不良反应。需要指出的是穴位按摩并不适宜所有化疗患者，而找准穴位、控制按摩手法和力度等关键技术一般也需要依靠专业医生才有效果和保障。因此，主张在专业医生的指导下慎重选择，不建议患者自行尝试。

138. 化疗期间怎么穿

目前尚没有专门的"化疗服"，化疗患者住院期间的病号服与一般患者无异。衣物穿着的总原则是：宽松低领、敞开，注意保持清洁干燥，避免暴晒、过冷或过热。

值得注意的是化疗期间穿衣要做到经常换洗和必要隔离。目前的化疗药物有口服和静脉注射两种，治疗上一般分为住院化疗、门诊化疗和家庭化疗三种形式。无论哪种，化疗患者所用的毛巾、内衣、床上用品等要随时清洗，在有条件的情况下，贴身衣物最好在阳光充足的地方晾晒。接受化疗的患者，由汗腺等腺体排出的各类体液都可能将有毒的多余化疗药物带出来，这些有毒物质沾染在衣物上，类似于果蔬上残留农药的危害，很容易对照顾患者的家属构成伤害。化疗患者及家属应该了解这样的常识：化疗患者的衣物，特别是内衣要单独洗涤；接受化疗的妇女不给孩子哺乳；化疗患者的衣物，特别是内衣、拖鞋等要单独存放。

139. 化疗期间睡眠不好怎样解决

不少肿瘤患者在化疗期间睡眠不佳，甚至出现失眠的表现。究其原因，一是化疗后机体免疫力下降，正常生理节律受到破坏且恢复缓慢；二是思想负担过重，精神紧张、焦虑，神经系统过度兴奋导致多梦或入睡困难；三是化疗药物的副作用或肿瘤并发症，如恶心、呕吐、疼痛等干扰睡眠。

化疗期间睡眠不佳在应对办法上主要靠医患双方双管齐下，积极解决。从患者角度，一是调整心态，通过科学的心理调节，走出负面情绪的困扰。二是控制情绪，不听刺激性音乐，避免接触可能引起情绪波动的事物等。三是适度运动，通过一定强度的活动和锻炼，使身体适度"疲劳"，有利入睡。四是调整作息时间，让"生物钟"回归到正常轨道上来。五是睡前用热水泡脚，促进血液循环。六是在房间放置一些有利于安神的东西，比如释放助眠气味的薰衣草、苹果、橘子等。必要的时候还可以在医生的指导和帮助下施行物理治疗和对症的药物治疗。

140. 化疗期间可以洗澡洗头吗

洗澡好处很多，不仅能清除汗垢油污、消除疲劳、舒筋活血、改善睡眠、提高皮肤的代谢功能和抗病力，而且通过温水的浸泡，还能够治疗某些疾病。在古代的柬埔寨，洗澡甚至是治疗疾病的最主要方法。洗澡要注意频率、水温、时间、顺序等。一般情况下，化疗期间是可以洗头洗澡的。化疗患者体质虚弱、容易出汗，洗澡有助于清除皮肤上的污垢和化疗药物残留，保持身体清爽。但要注意以下几点。一是注意预防感冒、摔伤等意外。二是水温不宜过高，时间不宜过长。三是擦拭不宜过度用力，以免引发出血。四是不要过度拘泥于形式，患者活动自如时可自行沐浴，患者行动不方便时可由家属擦身。五是不要使用有刺激性的香皂或洗发液，选择温和的洗发液。六是不要怕梳头，使用质地优良的梳子，适度梳头可促进头皮血液循环，有利于头发再生。

141. 化疗患者可以参加体育锻炼吗

众所周知，参加体育锻炼可以改善人的精神状态，提高植物神经系统的功能，有益于人的身心健康。那么，"生命在于运动"是否也适用于化疗患者呢？

患者在化疗之后常会感到疲劳，这种感觉与化疗药物作用和患者精神抑郁有关。化疗患者的肌肉骨骼系统一直处于休息状态，其疲劳感与一般运动或劳动后疲劳不同，并非劳累所致。此时，如果一味强调休息，减少活动，反而会使疲劳愈演愈烈。整天将患者限制在病床上，不仅让患者感到苦闷无聊，还会导致肌肉疼痛、生物钟节律紊乱和情绪低落，结果常常是越休息越感到疲劳。

可以肯定地说，化疗患者适当运动是可以的。当然，这些都要在病情和体力许可的前提下，注意不要剧烈运动，保持心情舒畅即可。有研究提出，对化疗患者应鼓励其进行适当的有氧运动，如散步、打太极拳等，也可尝试烹调、编织等家务活动。这种体力允许范围内的锻炼可有效地缓解疲乏。此外，适度运动还可以促进胃肠道蠕动、防治便秘并提高患者睡眠质量。

142. 化疗患者能做哪些运动

生命在于运动，运动可增强患者体质，有助于改善其心脏和血液循环系统的功能；运动还可激活人体免疫功能，增强自身抗病能力。因此，适当强度和方式的运动锻炼是帮助癌症化疗患者顺利度过化疗期的良好选择。那么，化疗期间适合哪些运动？要根据患者的实际情况进行选择，可咨询专业的肿

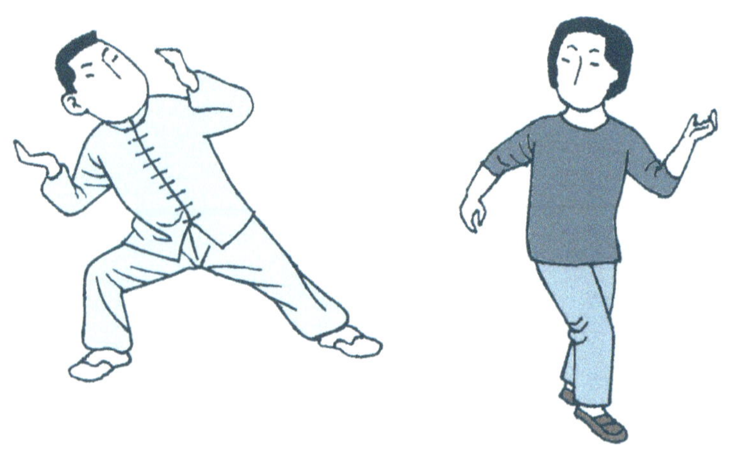

· 化疗后适量运动 ·

瘤科医生。一般来说，散步、打太极拳等适合大多数患者。通过参加散步等强度较低的运动，并逐步加大运动量，可让患者在运动锻炼中愉悦身心，改善身体和精神状态，增强自我价值感和对生活的信心。但是，化疗患者在运动过程中，需要有人看护，以免发生意外，在需要的时候可以及时采取措施。有研究认为，运动锻炼之所以会给化疗患者带来好的效果，还有一个重要原因是适当的运动有助于转移患者对肿瘤的注意力，纠正其不良的精神状态。

143. 化疗患者可以日光浴吗

日光浴是一种利用日光进行锻炼和防治慢性病的方法，通过让日光照射到人体皮肤上，引起一系列理化反应，达到健身治疗的目的。

一般认为，现代日光浴流行和起源于20世纪20年代，是健康、时尚和自由的象征。但日光浴并非适用于所有人群。首先，暴晒会形成日照灼伤，即所谓"晒伤"。其次，作为疗法的日光浴也有其禁忌证，严重的心脏病、肺结核、发烧及出血性素质等，禁用日光浴。最后，进行日光浴还需注意以下事项：① 照射过程中如有恶心、眩晕等反应，应立即中止，到阴凉处休息；② 会出现疲劳、失眠、食欲缺乏等日光蓄积作用表现；③ 日光浴后再用凉水擦身。

肿瘤化疗患者体质虚弱，适度晒太阳有助于体质恢复并减轻心理上的阴霾。日光浴不同于"晒太阳"，并不适合所有化疗患者，应该根据病情、体质酌情选择。一句话，"晒太阳"人人皆宜，"日光浴"却要因人而异。

144. 化疗患者可以外出旅游吗

有一个故事，说的是一个女孩，不幸得了癌症，于是变卖家产去周游世界，逛了一大圈回来一查肿块全没有了，恢复正常了，就是钱没了——钱花完了，病也好了。各种版本不同，主题基本一致——与其花钱化疗，还不如开开心心去玩。但故事就是故事，在肿瘤治疗上永远不缺乏"奇迹"和"神话"，但对绝大多数患者来说，从规范的治疗中战胜体内病灶，在励志故事中汲取精神营养才是正途。

外出活动、旅游有助于放松身心，在力所能及的前提下不是问题，而良好、积极的心情和心态也是一剂治病良药。适当外出旅游，饱览大好河山、名胜古迹，可从中获得精神力量，激励自己战胜疾病。不过，化疗患者在外出旅游时，还要注意以下两点。一是旅游路线不宜过长，时间不宜过久，日程不宜过紧，不适宜去人多、空气污浊的地方，注意季节适宜，切忌过度劳累。二是出行前要在医生指导下全面、正确评估自己的健康现状，随身携带足量的治疗药物，旅途中对天气变化、温度改变等情况随时留意，及时采取相应措施，适时增减衣物，注意个人卫生，特别是饮食卫生。

145. 化疗患者还可以继续工作和做家务吗

肿瘤患者，正在化疗，还要工作和做家务？听起来似乎有些不近人情，其实不然。随着治疗理念的不断进步，现代医学越来越强调以人为本，包括化疗在内的肿瘤综合治疗的目的已不仅仅局限于杀灭癌细胞、延长患者寿命，而是积极为患者创造条件以保持以往的生活质量。患者不是废人，在身体条件允许的前提下，继续参加适度工作和家务劳动，一是有助于患者调整心态、转移注意力、放松心情；二是充实患者生活，使其焕发生命活力；三是在工作和劳动中锻炼体质，增进食欲，有效对抗失眠、厌食等症状。当然，我们主张不管是工作还是做家务，还是要从病情和身体的一般情况出发，一定要量力而行，不可过度疲劳，不可过于勉强。还是那句话，抗癌之路是场"持久战"，不能希望毕其功于一役。治疗也好、调养也罢，都需要合理安排，不能急于求成，以免适得其反。

146. 化疗患者如何安排日常生活

化疗患者要树立这样一个观念：罹患肿瘤并不意味着命运的最终宣判，化疗更不是生命倒计时的开始。既然每天太阳照常升起，就要坚强地生活下去。要做的只是比以前更加珍惜时间，力争让每分每秒都过得充满质量和意义。① 去做自己最感兴趣的事情。如果事业上还没有获得成功，就从兴趣爱好入手，想办法继续提高自己的能力水平。② 有计划地进行一些能够获得快乐和自信的活动，尤其在周末，譬如打扫房间、骑自行车、刷微博、听音乐、逛街等。③ 保持生活正常、规律化，不被疾病打乱，尽量做到按时吃饭，准时起居，每天安排一段时间进行体育锻炼或活动身体。④ 广交良友，每天和朋友保持接触和交流,及时化解内心苦闷,愉悦身心,有效避免和医治孤独感、疏离感。

147. 化疗患者如何减压

当肿瘤的帽子戴上后,对疾病认识的不足、对肿瘤的恐惧、沉重的经济负担等,使患者和其家庭均承受着巨大的压力。尤其是化疗药物的毒副作用以及治疗过程中存在的诸多问题,会使患者产生骨髓抑制、消化障碍、疲乏、免疫力低下等全身不良反应,给患者带来极大的痛苦和负性心理反应。研究表明,将化疗患者随机分成两组,一组进行心理疏导,另一组未进行任何干预,进行心理疏导的患者无论生活质量还是生存时间均较好。俗话说,"笑一笑,十年少",化疗患者能笑得起来吗,该如何减压?

除了查房的时间,有时候笔者也会出现在病房,和患者、家属聊聊天,谈病情,谈肿瘤,也谈人生,谈旅游,谈文学,谈艺术。很多患者反馈,他们通过交流对病情有更充分的认识和理解,通过聊天对化疗也变得不那么恐惧。其实,除了医生,这个聊天对象还可以有很多,病房的病友、家里的亲人、自己的朋友……当然,网络、书籍也可以成为化疗患者缓解压力的工具,认识肿瘤,认识化疗,放松心情。

在临床上,对各种病情现状的化疗患者开展不同方式的心理帮助,已成为实施化疗计划必不可少的环节,取得了非常不错的效果。比如临床开展化疗时,根据化疗前、化疗中和强化化疗或姑息化疗的不同时期,有选择地组织化疗患者参加化疗常识专题科普讲座、阅读相关学习材料、开展心理咨询晤谈、观看影像教学资料,劝导患者学会对化疗产生的不良反应进行应对,鼓励他们多参加一些娱乐性群体活动。当然,无论采用何种形式、何种方式,根本的目的是消除化疗患者及家属的各种不良心态,解除他们的心理障碍,提高患者的自信心,确保化疗计划适时、顺利实施,利于患者康复。

然而"心病还需心药医",心理调适是使用心理科学的方法对认知、情绪、意志、意向等心理活动进行调整,以保持或恢复正常状态的心理活动。分为协助心理调适(帮助他人)和自我心理调适(帮助自己)两种。自我心理调适是根据自身发展及环境的需要对自己进行的心理控制和调节,最大限度地发挥个人潜力,维持心理平衡,消除心理问题。无论是哪种调适,最终还要依靠患者本人积极配合。化疗患者首先要战胜焦虑、抑郁等消极悲观情绪,建立起战胜疾病的信心，自我强化生存意识，尽量消除心理压力，坚信癌症作为一种疾病可以被攻克，保持情绪稳定，维持向上的生活态度和开朗的心境。相信医院的医疗技术水平，配合医护人员的治疗，积极地做好化疗前后的心态调整，这是战胜疾病的必要条件。

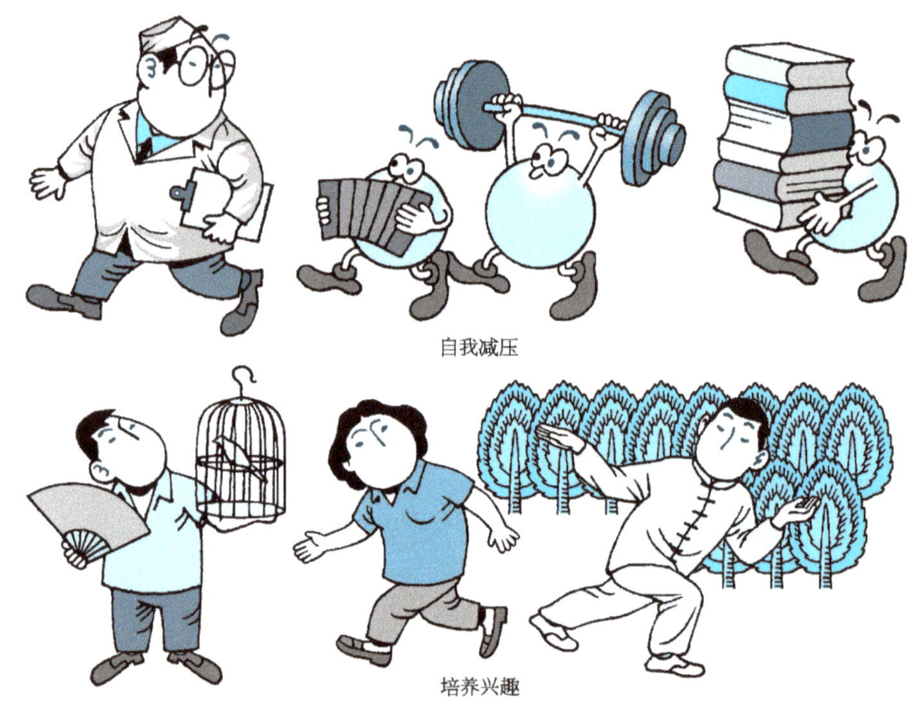

·化疗后积极疏导负面情绪·

148. 家属该如何对患者进行心理疏导及照顾

一个人在知道自己患上癌症之后，心理上通常会发生极大的变化。这是人之常情，但如果处理不好，患者始终不能摆脱悲观、焦虑等负面情绪的困扰，就会影响到病情的发展与治疗康复。对此，我们建议，化疗患者家属首先要做的是给患者做好心理辅导，以便患者能积极配合治疗，避免耽误最佳治疗时机。对患者进行心理辅导实际上也符合当前医学上提倡的生物-心理-社会模式。

首先要接受亲人患病的事实，才能辅导患者勇敢面对病魔，并给患者接受治疗的信心。其次要与患者一起学习诊治的相关知识，树立科学理性的观念，不要被癌症吓倒，坚定战胜肿瘤的信心。在此基础上，家属要帮助患者正确认识化疗的作用与正常反应，如恶心、呕吐、劳累虚脱感、失眠。充分体谅患者沉重的心理负担，通过陪伴、谈心及时化解患者的恐惧和绝望感。与患者共同面对负面情绪，鼓励患者学会自我心理调节，积极投入正常的社交活动，与外界保持适当交流，使患者不产生孤独感。

149. 如何看待病友间的交流

许多肿瘤化疗患者内心孤独感较重，常感到为什么大千世界、芸芸众生，偏偏自己这么不幸，会得这个病，要吃这种苦。这时候，结交几个同病相怜的病友，聊上几分钟，交往几个月，或长期保持联系，有利于患者走出情绪低谷，发挥"抱团取暖"的作用。一方面，病友之间对病情的痛苦感同身受，谈话投机，有"共同语言"。另一方面，病友之间在治疗信息上还可以互通有无，及时交流治疗心得，取长补短，互相鼓励，抗癌路上不再孤单。

需要指出的是，病友之间交往也要掌握好分寸。比如，对病情和治疗不要轻易下断言，不要轻易否决医生的方案，以自己的经验以及少数个案就轻易下结论、做判断。更不要"越俎代庖"，替病友拿主意、做决定。在交往中，特别是在病情的交流上坚持相信科学的态度，有的放矢。实际上，现代社会中，病友之间的交流对精神、心理的鼓励作用要远大于单纯的信息交流。

150. 化疗患者如何管理自己的病历资料

肿瘤科门诊常遇到这样的情况：有些患者可能出于怀疑医院检查的准确性或其他原因（比如感到"晦气"），一出院就把检查资料或出院小结丢掉，再到上级医院就诊时无法提供既往的诊治资料，追悔莫及。实际上，肿瘤的诊治过程中的每项检查和资料都非常珍贵，患者一定要妥善保存。这是因为肿瘤患者往往需要接受一个比较长期的规范治疗，或在多家医院进行治疗。需要明确过去治疗时曾用过什么方案、吃过什么药、治疗了几个周期、效果如何等，万不可隐瞒病史。后续治疗往往是建立在之前治疗基础之上的，如果医生不了解患者以往的治疗经过，很难给出合适的治疗方案。

由于患者对诊治过程往往难以准确说明，这时以往的病历、检查结果等资料就显得弥足珍贵。肿瘤患者应注意收集保管好以下四方面的资料，以方便医生诊治，也为自己节省时间和金钱。① 病历资料，体现发病过程和治疗经历，如医院的门诊病历、出院小结、用药方案、治疗效果等。② 病理资料，如病理报告、切片等，比较理想的还有生物标志物（基因检测）的检测报告，病理资料是研判肿瘤类型及预后的"金标准"，非常重要。③ 影像资料，如X线片、CT、MR、PET–CT等影像学检查资料，"片子"一定要全。④ 其他检查报告，如血常规、心肺功能、肝肾功能等，有助于对患者整体情况进行评估，确定治疗方案。

与上面扔资料的患者或家属相反，有的人对资料保存得比较完整，且有很多患者及家属会将既往资料进行整理小结，按照时间先后顺序对治疗用药、检查化验、疾病好转或进展情况进行记录，这样一方面对自己的疾病有一个较为清楚的认识，另一方面也给医生提供了准确的诊疗信息，使诊疗产生较好的效果。这也是本书附录中给大家准备了化疗日记的原因，方便大家记录每次化疗的用药、不良反应、下次化疗时间等。

化 疗 日 记

治疗医院___________

负责医生___________　　　　　　联系方式____________

住院号　___________

住院时间_______年____月____日　　出院时间_______年____月____日

住院天数___________

化疗周期　第______次化疗

化疗时间_______年____月____日（星期____）

化疗方案____

下次化疗时间_______年____月____日（星期____）

不良反应

化疗第1天____

化疗第2天____

化疗第3天____

化疗第4天____

化疗第5天____

化疗第6天____

化疗第7天____

检查化验结果____

____

重要备注信息____

化 疗 日 记

治疗医院___________

负责医生___________   联系方式_____________

住院号　___________

住院时间_______年____月____日　出院时间_______年____月____日

住院天数___________

化疗周期　第______次化疗

化疗时间_______年____月____日 (星期____)

化疗方案____

下次化疗时间_______年____月____日 (星期____)

不良反应

化疗第1天____

化疗第2天____

化疗第3天____

化疗第4天____

化疗第5天____

化疗第6天____

化疗第7天____

检查化验结果____

____

重要备注信息____

化 疗 日 记

治疗医院___________

负责医生___________   联系方式____________

住院号　___________

住院时间________年____月____日　　出院时间________年____月____日

住院天数___________

化疗周期　第______次化疗

化疗时间________年____月____日 (星期____)

化疗方案____

下次化疗时间________年____月____日 (星期____)

不良反应

化疗第1天____

化疗第2天____

化疗第3天____

化疗第4天____

化疗第5天____

化疗第6天____

化疗第7天____

检查化验结果____

____

重要备注信息____

化 疗 日 记

治疗医院____________

负责医生____________　　　　　　联系方式______________

住院号　____________

住院时间________年____月____日　　出院时间________年____月____日

住院天数____________

化疗周期　第______次化疗

化疗时间________年____月____日（星期____）

化疗方案____

下次化疗时间________年____月____日（星期____）

不良反应

化疗第1天____

化疗第2天____

化疗第3天____

化疗第4天____

化疗第5天____

化疗第6天____

化疗第7天____

检查化验结果____

____

重要备注信息____

化 疗 日 记

治疗医院___________

负责医生___________   联系方式____________

住院号　___________

住院时间_______年____月____日   出院时间_______年____月____日

住院天数___________

化疗周期　第______次化疗

化疗时间_______年____月____日（星期____）

化疗方案____

下次化疗时间_______年____月____日（星期____）

不良反应

化疗第1天____

化疗第2天____

化疗第3天____

化疗第4天____

化疗第5天____

化疗第6天____

化疗第7天____

检查化验结果____

____

重要备注信息____

化 疗 日 记

治疗医院___________

负责医生___________   联系方式____________

住院号　___________

住院时间_______年____月____日　出院时间_______年____月____日

住院天数___________

化疗周期　第______次化疗

化疗时间_______年____月____日 (星期____)

化疗方案____

下次化疗时间_______年____月____日 (星期____)

不良反应

化疗第1天____

化疗第2天____

化疗第3天____

化疗第4天____

化疗第5天____

化疗第6天____

化疗第7天____

检查化验结果____

　　　　　____

重要备注信息____

化 疗 日 记

治疗医院__________

负责医生__________   联系方式____________

住院号　__________

住院时间______年____月____日　出院时间______年____月____日

住院天数__________

化疗周期　第______次化疗

化疗时间______年____月____日（星期____）

化疗方案____

下次化疗时间______年____月____日（星期____）

不良反应

化疗第1天____

化疗第2天____

化疗第3天____

化疗第4天____

化疗第5天____

化疗第6天____

化疗第7天____

检查化验结果______________________________________

____

重要备注信息______________________________________

化 疗 日 记

治疗医院___________

负责医生__________　　　　　　　　联系方式____________

住院号　__________

住院时间________年____月____日　　出院时间________年____月____日

住院天数__________

化疗周期　第______次化疗

化疗时间________年____月____日（星期____）

化疗方案____

下次化疗时间________年____月____日（星期____）

不良反应

化疗第1天____

化疗第2天____

化疗第3天____

化疗第4天____

化疗第5天____

化疗第6天____

化疗第7天____

检查化验结果_______________________________________

____

重要备注信息_______________________________________

化 疗 日 记

治疗医院___________

负责医生___________　　　　　　联系方式____________

住院号　___________

住院时间_______年____月____日　　出院时间_______年____月____日

住院天数___________

化疗周期　第______次化疗

化疗时间_______年____月____日 (星期____)

化疗方案____

下次化疗时间_______年____月____日 (星期____)

不良反应

化疗第1天____

化疗第2天____

化疗第3天____

化疗第4天____

化疗第5天____

化疗第6天____

化疗第7天____

检查化验结果____

　　　　　　____

重要备注信息____

化 疗 日 记

治疗医院＿＿＿＿＿＿＿＿＿＿

负责医生＿＿＿＿＿＿＿＿＿＿　　　　　联系方式＿＿＿＿＿＿＿＿＿＿＿

住院号　＿＿＿＿＿＿＿＿＿＿

住院时间＿＿＿＿＿＿年＿＿＿月＿＿＿日　　出院时间＿＿＿＿＿＿年＿＿＿月＿＿＿日

住院天数＿＿＿＿＿＿＿＿＿＿

化疗周期　第＿＿＿＿＿＿次化疗

化疗时间＿＿＿＿＿＿年＿＿＿月＿＿＿日（星期＿＿＿）

化疗方案＿＿＿＿＿＿＿＿＿＿＿＿＿＿＿＿＿＿＿＿＿＿＿＿＿＿＿＿＿＿＿＿＿＿＿＿＿

下次化疗时间＿＿＿＿＿＿年＿＿＿月＿＿＿日（星期＿＿＿）

不良反应

化疗第1天＿＿＿＿＿＿＿＿＿＿＿＿＿＿＿＿＿＿＿＿＿＿＿＿＿＿＿＿＿＿＿＿＿＿＿＿

化疗第2天＿＿＿＿＿＿＿＿＿＿＿＿＿＿＿＿＿＿＿＿＿＿＿＿＿＿＿＿＿＿＿＿＿＿＿＿

化疗第3天＿＿＿＿＿＿＿＿＿＿＿＿＿＿＿＿＿＿＿＿＿＿＿＿＿＿＿＿＿＿＿＿＿＿＿＿

化疗第4天＿＿＿＿＿＿＿＿＿＿＿＿＿＿＿＿＿＿＿＿＿＿＿＿＿＿＿＿＿＿＿＿＿＿＿＿

化疗第5天＿＿＿＿＿＿＿＿＿＿＿＿＿＿＿＿＿＿＿＿＿＿＿＿＿＿＿＿＿＿＿＿＿＿＿＿

化疗第6天＿＿＿＿＿＿＿＿＿＿＿＿＿＿＿＿＿＿＿＿＿＿＿＿＿＿＿＿＿＿＿＿＿＿＿＿

化疗第7天＿＿＿＿＿＿＿＿＿＿＿＿＿＿＿＿＿＿＿＿＿＿＿＿＿＿＿＿＿＿＿＿＿＿＿＿

检查化验结果＿＿＿＿＿＿＿＿＿＿＿＿＿＿＿＿＿＿＿＿＿＿＿＿＿＿＿＿＿＿＿＿＿＿＿

＿＿＿＿＿＿＿＿＿＿＿＿＿＿＿＿＿＿＿＿＿＿＿＿＿＿＿＿＿＿＿＿＿

重要备注信息＿＿＿＿＿＿＿＿＿＿＿＿＿＿＿＿＿＿＿＿＿＿＿＿＿＿＿＿＿＿＿＿＿＿＿

化 疗 日 记

治疗医院___________

负责医生___________   联系方式_____________

住院号　___________

住院时间_______年____月____日　出院时间_______年____月____日

住院天数___________

化疗周期　第______次化疗

化疗时间_______年____月____日 (星期____)

化疗方案____

下次化疗时间_______年____月____日 (星期____)

不良反应

化疗第1天____

化疗第2天____

化疗第3天____

化疗第4天____

化疗第5天____

化疗第6天____

化疗第7天____

检查化验结果____

＿＿＿＿＿＿＿＿＿＿＿＿＿＿＿＿＿＿＿＿＿＿＿＿＿＿＿＿＿＿＿

重要备注信息____

化 疗 日 记

治疗医院___________

负责医生__________   联系方式____________

住院号　___________

住院时间_______年____月____日　　出院时间_______年____月____日

住院天数___________

化疗周期　第______次化疗

化疗时间_______年____月____日（星期____）

化疗方案____

下次化疗时间_______年____月____日（星期____）

不良反应

化疗第1天____

化疗第2天____

化疗第3天____

化疗第4天____

化疗第5天____

化疗第6天____

化疗第7天____

检查化验结果____

____

重要备注信息____

化 疗 日 记

治疗医院___________

负责医生___________　　　　　　　联系方式____________

住院号　___________

住院时间_______年____月____日　　出院时间_______年____月____日

住院天数___________

化疗周期　第______次化疗

化疗时间_______年____月____日（星期____）

化疗方案____

下次化疗时间_______年____月____日（星期____）

不良反应

化疗第1天____

化疗第2天____

化疗第3天____

化疗第4天____

化疗第5天____

化疗第6天____

化疗第7天____

检查化验结果____

____

重要备注信息____

化 疗 日 记

治疗医院____________

负责医生____________   联系方式______________

住院号　____________

住院时间________年____月____日　出院时间________年____月____日

住院天数____________

化疗周期　第______次化疗

化疗时间________年____月____日（星期____）

化疗方案____

下次化疗时间________年____月____日（星期____）

不良反应

化疗第1天____

化疗第2天____

化疗第3天____

化疗第4天____

化疗第5天____

化疗第6天____

化疗第7天____

检查化验结果____

____

重要备注信息____

化 疗 日 记

治疗医院___________

负责医生___________   联系方式_____________

住院号   ___________

住院时间________年____月____日   出院时间________年____月____日

住院天数___________

化疗周期   第______次化疗

化疗时间________年____月____日 (星期____)

化疗方案____

下次化疗时间________年____月____日 (星期____)

不良反应

化疗第1天____

化疗第2天____

化疗第3天____

化疗第4天____

化疗第5天____

化疗第6天____

化疗第7天____

检查化验结果____

____

重要备注信息____

化 疗 日 记

治疗医院__________

负责医生__________　　　　　联系方式__________

住院号　__________

住院时间______年____月____日　　出院时间______年____月____日

住院天数__________

化疗周期　第______次化疗

化疗时间______年____月____日（星期____）

化疗方案____

下次化疗时间______年____月____日（星期____）

不良反应

化疗第1天____

化疗第2天____

化疗第3天____

化疗第4天____

化疗第5天____

化疗第6天____

化疗第7天____

检查化验结果____

____

重要备注信息____

化 疗 日 记

治疗医院__________

负责医生__________   联系方式____________

住院号　__________

住院时间________年____月____日　　出院时间________年____月____日

住院天数__________

化疗周期　第______次化疗

化疗时间________年____月____日 (星期____)

化疗方案____

下次化疗时间________年____月____日 (星期____)

不良反应

化疗第1天____

化疗第2天____

化疗第3天____

化疗第4天____

化疗第5天____

化疗第6天____

化疗第7天____

检查化验结果____

____

重要备注信息____

化 疗 日 记

治疗医院__________

负责医生__________   联系方式____________

住院号 __________

住院时间________年____月____日   出院时间________年____月____日

住院天数__________

化疗周期 第______次化疗

化疗时间________年____月____日 (星期____)

化疗方案____

下次化疗时间________年____月____日 (星期____)

不良反应

化疗第1天____

化疗第2天____

化疗第3天____

化疗第4天____

化疗第5天____

化疗第6天____

化疗第7天____

检查化验结果____

____

重要备注信息____

化 疗 日 记

治疗医院＿＿＿＿＿＿

负责医生＿＿＿＿＿＿　　　　　联系方式＿＿＿＿＿＿＿

住院号　＿＿＿＿＿＿

住院时间＿＿＿＿年＿＿月＿＿日　　出院时间＿＿＿＿年＿＿月＿＿日

住院天数＿＿＿＿＿＿

化疗周期　第＿＿＿＿次化疗

化疗时间＿＿＿＿年＿＿月＿＿日（星期＿＿）

化疗方案＿＿＿＿＿＿＿＿＿＿＿＿＿＿＿＿＿＿＿＿＿＿＿＿＿＿＿＿＿

下次化疗时间＿＿＿＿年＿＿月＿＿日（星期＿＿）

不良反应

化疗第1天＿＿＿＿＿＿＿＿＿＿＿＿＿＿＿＿＿＿＿＿＿＿＿＿＿＿＿＿＿

化疗第2天＿＿＿＿＿＿＿＿＿＿＿＿＿＿＿＿＿＿＿＿＿＿＿＿＿＿＿＿＿

化疗第3天＿＿＿＿＿＿＿＿＿＿＿＿＿＿＿＿＿＿＿＿＿＿＿＿＿＿＿＿＿

化疗第4天＿＿＿＿＿＿＿＿＿＿＿＿＿＿＿＿＿＿＿＿＿＿＿＿＿＿＿＿＿

化疗第5天＿＿＿＿＿＿＿＿＿＿＿＿＿＿＿＿＿＿＿＿＿＿＿＿＿＿＿＿＿

化疗第6天＿＿＿＿＿＿＿＿＿＿＿＿＿＿＿＿＿＿＿＿＿＿＿＿＿＿＿＿＿

化疗第7天＿＿＿＿＿＿＿＿＿＿＿＿＿＿＿＿＿＿＿＿＿＿＿＿＿＿＿＿＿

检查化验结果＿＿＿＿＿＿＿＿＿＿＿＿＿＿＿＿＿＿＿＿＿＿＿＿＿＿＿＿

＿＿＿＿＿＿＿＿＿＿＿＿＿＿＿＿＿＿＿＿＿＿＿＿＿

重要备注信息＿＿＿＿＿＿＿＿＿＿＿＿＿＿＿＿＿＿＿＿＿＿＿＿＿＿＿＿

化 疗 日 记

治疗医院____________

负责医生____________　　　　　　　　联系方式_____________

住院号　____________

住院时间________年____月____日　　出院时间________年____月____日

住院天数____________

化疗周期　第______次化疗

化疗时间________年____月____日（星期____）

化疗方案____

下次化疗时间________年____月____日（星期____）

不良反应

化疗第1天____

化疗第2天____

化疗第3天____

化疗第4天____

化疗第5天____

化疗第6天____

化疗第7天____

检查化验结果____

　　　　　　　____

重要备注信息____